Aunque la naturaleza se opuso

La cirugía cardiovascular como salvadora de vidas

Rubén Jaén Centeno

Aunque la naturaleza se opuso

La cirugía cardiovascular como salvadora de vidas

Publicado por Cognitio.

ISBN 978-1-939393-68-5
ISBN 978-1-939393-67-8 (ebook)

Cognitio
Books & Apps

www.cognitiobooks.com

Acerca del autor

El Dr. Rubén Jaén Centeno se graduó de Doctor en Ciencias Médicas en la Universidad Central de Venezuela (Caracas). Desde el inicio de su carrera demostró gran interés por la Cirugía Cardiovascular e hizo cursos de especialización en Houston, Texas y en Cleveland, Ohio, EE.UU.

Ejerció la docencia en la Universidad Central de Venezuela de 1958 a 1990. En enero de 1968 fundó la Cátedra de Cirugía Cardiovascular (la primera de su clase en el mundo) donde fue Profesor Titular y Jefe durante dieciocho años. En el Ministerio de Sanidad y Asistencia Social fue Jefe de la Sección de Cirugía Cardiovascular y Presidente de la Comisión Rectora del Sistema Nacional de Salud. Se le han otorgado nueve condecoraciones en reconocimiento a su trabajo, entre ellas la Orden del Libertador Simón Bolívar.

Ha publicado 120 trabajos científicos y seis libros, y ha sido ganador de tres premios nacionales de cirugía en su país. Además se le concedió la Orden René Fontaine (Maestro de la Angiología. Brasil) y la Universidad de Miami le otorgó un diploma por Scientific Achievements (2001). También ha escrito 114 artículos de opinión para los diarios El Nacional y El Universal, de Caracas.

Es Miembro Honorario y Emeritus de 18 sociedades internacionales de cirugía y ha sido Presidente y Secretario General del Capítulo Latino Americano de la International Society for Cardiovascular Surgery. En 1957 realizó, a nivel mundial, el primer reemplazo de la arteria carótida primitiva por un tubo de material plástico, y en 1958 llevó a cabo el primer tratamiento exitoso de un aneurisma roto de la aorta abdominal en Latino América.

Dedicatoria

A los veintisiete cirujanos graduados en la Cátedra de Cirugía Cardiovascular de la Universidad Central de Venezuela. (1968-1994)

Alexis Bello 1968

Pedro Lizarraga 1969

José Gallardo 1970

Vicente Moreno 1970 +

Gastón Silva 1971

Eleazar Sánchez 1972

Ronald Balza 1973 +

Luis Hernández 1973

José Ochoa 1974

Juan Pablo Izquierdo 1975

Antonio García 1976

Bridet Miranda 1977

Klaus Meyer 1978 +

Víctor Reinaga 1979

Inna Limar 1980

Herman Rodríguez 1985

Francisco López 1986

Adolfo Lizardo 1987

Jesús Martínez 1988

Salvatore Bibbo 1989

Argenis Morales 1989

Gustavo Zuleta 1990

Wladimir Arangú 1991

Gerardo Victoria 1991

Norberto Deibis 1992

Lino Acevedo 1992

Graciela Lamura 1994

Con agradecimiento por la valiosa ayuda que prestaron en el tratamiento de miles de enfermos.

Especial mención de gratitud a mis más cercanos colaboradores: Dres. Juan Pablo Izquierdo y Herman Rodríguez.

Indice

Prólogo

El pasado15 de agosto de 2013, recibí un breve mensaje, por correo electrónico, de mi admirado colega y amigo Rubén Jaén Centeno, invitándome a escribir el prólogo de un nuevo libro de su autoría en el que narraba, no solamente bajo el punto de vista técnico sino también humano y emocional, las historias de pacientes con lesiones muy graves, operados por él en una época más favorable para la ciencia médica venezolana.

Se trata, nada más y nada menos, de una nueva y alucinante dimensión de la cirugía, y recuerdo muy bien mis años de estudiante de medicina, en que se nos enseñaba, con insistencia, que el corazón era un órgano tabú para la cirujanos. Se refiere, pues, al relato vivido de como la medicina contemporánea ha levantado esa prohibición y gradualmente se ha anotado éxitos insospechados. Se describen, tomando prestadas las palabras del autor, "casos de gravedad extrema, algunos únicos en la literatura mundial, operados al borde de la muerte y la intención de relatarlos en detalle es poner de manifiesto la excelencia del equipo humano altamente especializado (y no la habilidad del cirujano) que hizo posible unos resultados que no dudo en calificar como espectaculares, para que se comprenda y aprecie el altísimo nivel al que habían llegado la cirugía cardiovascular y la medicina venezolanas, que ahora hemos perdido en gran parte por la aplicación de políticas equivocadas de salud pública".

Sin duda, sin ese equipo que menciona Rubén, no hubiesen podido realizarse las operaciones descritas, pero sin la habilidad extraordinaria del cirujano, su disciplinada formación, su capacidad para integrar y liderar ese equipo y finalmente convencer a una sociedad justamente incrédula de tales fundamentales cambios, incluyendo a la cabeza a los propios médicos (los cirujanos del tórax, entre ellos que los tomaban como incursiones en su terreno) nada se hubiese logrado. Ese mérito lo tiene Rubén Jaén Centeno y la mejor prueba es el reconocimiento internacional recibido. Vemos así el caso de un paciente operado con éxito en Caracas por una estenosis de la válvula aórtica que, según el Ministerio de Salud de la Unión Soviética, "no estaban en capacidad de tratarlo" o bien que el Jefe del Departamento de Cirugía de la Universidad de Stanford California, USA) le consulte por escrito su opinión para seleccionar su primer adjunto.

Para juzgar con objetividad la magnitud de los obstáculos salvados, se necesita pertenecer a la misma generación que el autor y, por haberlos sufrido en mi propia circunstancia, puedo imaginar la magnitud de su determinación, perseverancia y capacidad de convicción hasta cumplir los objetivos propuestos. Y ese es, precisamente, el valor de su mensaje a los médicos jóvenes, no entregar la guardia ante la adversidad y saber que, si se tiene la razón, con insistencia y paciencia se pueden vencer todos los obstáculos.

Tenía tenía tiempo que no me comunicaba con Rubén y mi primera sensación fue de alegría al saber que se encontraba en buen estado de salud y en plena actividad intelectual, puesta en evidencia al escribir el presente libro. No es una novela o un relato de ficción, por lo tanto, los lectores tienen derecho a informarse sobre la credibilidad y autoridad del autor para tratar temas de importancia sobre graves afecciones cardiovasculares y por ello le he sugerido que incluya, como anexo, un resumen de su curriculum vitae, donde podrá observarse el nivel de reconocimiento nacional e internacional recibido de parte de instituciones muy reputadas, lo que demuestra la importancia y originalidad de su labor científica. Ello hace innecesario insistir en el prólogo sobre las calificaciones y experiencia que asisten al autor para disertar sobre materias que conoce a profundidad.

Una de las facetas de la fuerte personalidad de Rubén es la de escritor y su prosa es concisa, clara y elegante (le han dicho que "escribe en español con redacción inglesa" lo cual, desde mi punto de vista es una alabanza a su estilo). Cuando escribía regularmente en los periódicos, lo leía con mucha atención y especial deleite, con la seguridad de encontrar siempre mensajes constructivos y necesarios. Su vocación de escritor y su influencia como formador de opinión, en sus artículos en los principales diarios de Caracas, le han valido formar parte destacada de lo que se ha llamado el grupo –por cierto muy exclusivo– de los "médicos humanistas". Por otra parte, no es de extrañar que un emprendedor y luchador competitivo, como es Rubén, destacara en los más altos niveles mundiales de su hobby favorito, que es la pesca mayor y en ese terreno tiene una reputación imbatible.

Su autobiografía titulada *Memorias de un cirujano del corazón* (Monte Avila 1991) es para mi uno de esos "clásicos médicos", un verdadero ejemplo a seguir, de obligatoria lectura para las nuevas generaciones de nuestra profesión.

Mi pensamiento, al recibir su mensaje, se focalizó en lo poco común que era que un hombre de su edad, mantuviese ese alto nivel de creatividad, algo que me emocionó mucho porque reafirmaba la vigencia de una antigua amistad y la estima que compartíamos por la actividad intelectual, especialmente por la literatura. Además, ponía en evidencia una realidad demográfica actual: que muchos hombres de la tercera y cuarta edad todavía conservan lucidez mental y energía creativa y por lo tanto un significativo nivel de utilidad para la sociedad en su conjunto.

Lo que me vino a la mente en ese momento fue una imagen inolvidable de la llamada séptima (y última) etapa de la vida, representada magistralmente en la capilla de Oundle School, cerca de Peterborough, en Inglaterra (obra de Hugh Easton, 1956) donde estudiaron mis dos hijos varones. Allí se aprecia un hombre desnudo, calvo, arrugado, encorvado, apoyando una mano en la rodilla y la otra en un bastón, obviamente un anciano, pero todavía caminando y abriendo senderos. Esa obra de arte me recordaba que el gran pintor italiano del Renacimiento, Tiziano, llevó a cabo su mejor labor a muy avanzada edad, ejemplo notorio de lo que es posible aún en esa circunstancia, generalmente aceptada como una declinación con pérdida de facultades, irreversible y triste. Al aumentar la longevidad promedio, con la gente viviendo más años y disfrutando de buena salud –un logro más de la medicina moderna– tendremos más gente mayor en plena actividad creativa y lo que hoy es una excepción, mañana será la regla.

En un momento histórico de nuestra querida Venezuela en que el sistema político, económico, cultural y social que se nos quiso imponer está al borde del colapso por inviable, la creatividad de Rubén Jaén Centeno al escribir su séptimo libro, representa un valioso esfuerzo en la dirección correcta, de difundir el secreto de su éxito como cirujano cardiovascular, basado en una férrea voluntad para formarse, actualizarse, trabajar duro con ideas fijas muy concretas, y así contribuir activamente en la esfera de sus conocimientos en la modernización del país. Esfuerzo tal que desbordó nuestras fronteras y obtuvo el debido reconocimiento internacional.

La útil e influyente tradición de dejar a las futuras generaciones un recuento escrito de nuestro pensamiento y acciones, tan bien desarrollada en el medio anglosajón, ha encontrado en Rubén un verdadero cultor y, nuevamente con esta obra, no solo trata de reivindicar al gremio médico venezolano de tantas e injustificadas agresiones, narrando sus interminables luchas para obtener los medios y el necesario reconocimiento para sus ideas y proyectos, que culminaron felizmente en la creación de la Cátedra de Cirugía Cardiovascular de la Facultad de Medicina de la Universidad Central de Venezuela en el año 1968 (la primera, independiente, de esta especialidad en el mundo), sino que deja un ejemplo notable a la posteridad acerca de la importancia de luchar por lo que se cree, aferrarse a los valores y persistir sin descanso hasta cumplir los objetivos, aunado a la generosidad y compasión de que ha hecho gala a través de todas sus ejecutorias. Todo ello debidamente aderezado con mucha paciencia, una virtud cultivada por el autor en su bien reputada condición de campeón de pesca internacional.

La medicina venezolana y sus profesionales, tan vapuleados en los últimos tres lustros, verán en este libro la valiente arenga de un ilustre colega, que con hechos y pruebas, sale en la justa defensa de su gremio y del imperio de valores y principios que han regido la más noble de las profesiones, desde los tiempos de Hipócrates. Vale resaltar aquí que de todas las proezas quirúrgicas relatadas en este libro, la inmensa mayoría de sus beneficiarios no pagaron honorarios, ya que fueron tratados en los hospitales públicos.

En Venezuela, no solo los sectores de la salud pública y privada están afectados en la parte técnica, sino que las jóvenes generaciones de médicos están migrando hacia otros países que les ofrezcan seguridad para levantar a sus familias y remuneraciones cónsonas con los años de formación y el esfuerzo realizado. Se estima que más de 8000 médicos han tomado esa radical y triste decisión. El país que más se ha beneficiado de este recurso humano, altamente preparado, es España, que paradójicamente sufre la diáspora de sus propios médicos, víctimas también de los cambios "socialistas".

A pesar que una "hemorragia" de recursos humanos, como la mencionada, puede tener efectos letales sobre nuestra nación, siempre he abrigado la esperanza de que, cuando se recobre la libertad, la democracia, la seguridad y el sentido común, podamos sumar esfuerzos entre el recurso humano doméstico y el residenciado en el exterior, en proyectos viables de reconstrucción del país, algo que ya se intenta con creciente éxito en la Fundación TALVEN.

Pienso que Rubén nos deja un mensaje bien claro, basado en su vertical conducta como ciudadano, en su entorno familiar y como médico y pionero de la cirugía cardiovascular en Venezuela, y estoy seguro que quienes lean este libro se beneficiarán y quedarán altamente motivados y estimulados por su narrativa y un ejemplo como pocos.

Francisco Kerdel Vegas

Bonaire, 1 de septiembre de 2013

Aunque la naturaleza se opuso

"La naturaleza es sabia", es una de las frases hechas más comunes, que respalda una afirmación que no se discute. Sin embargo, ante un tema tan extenso hay enormes vacíos de conocimiento y raciocinio casi imposibles de llenar. En efecto, si todo lo que nos rodea es resultado de un plan perfecto ¿cómo se explican las gigantescas contradicciones y aparentes equivocaciones en la creación de la estructura del mundo que nos rodea? Existe un común denominador: la vida, cuyo secreto ha desafiado, hasta ahora, a la humanidad pero que, por lógica, debe obedecer a unas reglas de formación sencillas, si se toma en cuenta el inmenso número de seres vivientes cuya existencia responde a un mismo principio. Se ha adelantado un poco en el camino hacia el enigmático origen de esa chispa vital, desde la creación de clones, el descubrimiento del helix del DRNA por James Watson y Francis Crick y los hallazgos relacionados con el genoma humano, realizados por John Craig Venter. Un hecho, cuya importancia había sido ya pronosticada por la imaginación de un escritor, puede ser la base para el encuentro de la verdad en el futuro. En efecto, la novelista Mary Shelley, en su libro sobre el Dr. Frankenstein y su creación monstruosa, describe como, luego de preparar el cadáver que pretendía revivir, el doctor recurre a un rayo, durante una tormenta, como estímulo final y exitoso. Recordemos que, en el proceso de clonación de la oveja Dolly, muchos años después, luego de la preparación del material embrionario, los científicos aplicaron un pequeño estímulo eléctrico para iniciar el proceso de división celular. Al analizar esta reacción, aún para los que no somos expertos en genética, es evidente que la electricidad tendrá un papel clave en la creación de la vida artificial.

El ser humano se encuentra en una situación inestable desde el punto de vista intelectual. Por una parte, está dotado de un cerebro que hace miles de preguntas y, por otro, ese órgano, aunque maravilloso, no tiene la capacidad total para contestarlas. En esa forma siempre aplica, para explicar la creación, la lógica elemental que lo domina: "si algo existe es porque alguien lo ha creado" y eso lo lleva a la fabricación de mitos y de dioses, casi todos con una historia casi común. Al principio, los humanos prehistóricos adoraron lo que más los sorprendía: el sol, la luna, las estrellas y luego, con el aumento de la civilización, fueron refinando las creencias: los egipcios les pusieron nombre y adoraron al dios Amon, los romanos crearon multitud de dioses y diosas y otros formaron leyendas alrededor de hombres superiores que presuntamente habrían tenido contacto con entes divinos. Se dio carácter dogmático a palabras escritas u orales de esos seres privilegiados, se afirmó que había una vida mejor después de la muerte y la humanidad se aferró a esos principios –a pesar de la ignorancia obvia de los profetas de la antigüedad– como una compensación de las desgracias que siempre la han azotado en este planeta.

De allí se dedujo que la naturaleza era sabia y sus creaciones perfectas, sin tomar en cuenta los inmensos problemas que confrontan los seres vivos a causa de las fallas de la misma. También ignoraron y aún pretenden ignorar, que viven en un universo cuya dimensión llega, al menos, a quince mil millones de años luz, lleno de miles de millones de estrellas y de planetas semejantes a la tierra. Es sorprendente que se pretenda que esta gigantesca y misteriosa estructura pueda tener como centro y ejemplo un planeta minúsculo como la Tierra y un ser insignificante como el hombre.

Si reconocemos la veracidad de los hechos expresados en los párrafos anteriores y su influencia sobre la creación de infinidad de organismos diferentes, debemos aceptar que la estructura de los seres vivos, a pesar de su complejidad extrema, está llena de imperfecciones y que los esfuerzos de los humanos por resolverlas es una tarea difícil y admirable. Admirable, porque se enfrenta a situaciones de extrema dificultad, a veces sorpresivas, y sin embargo tiene que afrontarlas y buscarles solución. Así nació la medicina, necesariamente imperfecta y siempre calumniada, porque la mayoría de las personas ignora totalmente las dificultades que enfrentan los médicos al tratar de enmendar los gravísimos problemas –algunos consecuencia directa de una mala formación genética– que pueden afectar la anatomía humana. A veces, las lesiones sobrepasan nuestros peores pronósticos y me pareció que era importante dejar testimonio escrito de esas excepcionales batallas por la vida en las que me correspondió tomar parte activa. Cuando recordé estos casos, que no dudo en calificar de extraordinarios, me sorprendí porque en ellos no hubo muertes durante o después de las intervenciones. Esto no significa que en nuestra carrera no hubiera fracasos o errores, como le ha sucedido a todos los especialistas, pero si puedo decir que fueron pocos y que no sucedieron en el tratamiento de las enfermedades o heridas que presentaré, algo que atribuyo a que esas personas –aquellas con enfermedades no cardíacas– tenían corazones con una buena musculatura y eso los ayudó a sobrevivir. Quizás esta obra podría cumplir dos objetivos: reivindicar un poco a la medicina, como ciencia e informar a quienes la lean, en lenguaje sencillo, la realidad de parte importante de la vida de un cirujano, de su entorno y de los recursos necesarios para llevarlo a una actuación exitosa.

Vale la pena hacer aquí una digresión sobre la necesidad de que las agrupaciones humanas estén capacitadas para ayudarse mutuamente, con independencia de conceptos discutibles, como el relacionado con el de la patria y sus límites. Cuando surgió la cirugía cardíaca, la mayoría de los venezolanos pensó que esa actividad era demasiado compleja para realizarla en el país y los afectados por enfermedades cardiovasculares viajaron a Houston, Texas, USA para su tratamiento. Además recomendaban a todos que así lo hicieran y en este sentido los líderes políticos encabezaban la lista de incrédulos y denigrantes. Sin embargo, algunos pensamos que los médicos debían estar preparados para los nuevos desafíos porque una lesión arterial con hemorragia masiva, por ejemplo, no podía esperar durante horas o días para el traslado a un centro especializado. La base de este anhelo no era el patriotismo "último refugio de los cobardes", según Samuel Johnson, sino el dominio de una actividad cuyo correcto desempeño significaría la vida para miles de personas.

A pesar de las dificultades y de nuestros defectos de formación, logramos el objetivo propuesto.Después de 12 años de actuación exitosa en el Servicio de Cirugía número tres, del Hospital Universitario de Caracas, logramos, en enero de 1968, que se creara la Cátedra de Cirugía Cardiovascular en la Universidad Central de Venezuela (la primera de su clase en el mundo) y el Servicio de Cirugía Cardiovascular en el Hospital Universitario de Caracas, núcleo docente de donde han salido decenas de cirujanos especializados. Además el concepto cobró fuerza y hoy dispone el país de varios servicios similares distribuidos en muchos sitios de la geografía nacional.

Para una mejor comprensión, he dividido esta obra en dos partes: en la primera se tratarán los problemas inherentes a la preparación de los actos quirúrgicos y se describirán los casos más complejos que hemos tratado en cirugía vascular y en la segunda, se hará un análisis similar con respecto a la cirugía cardíaca.

I

Cirugía vascular

En 1948, año de mi graduación en la Universidad Central de Venezuela, la cirugía vascular no existía como especialidad y toda la experiencia mundial se reducía a tratamiento de heridas de guerra y de algunas lesiones congénitas.

Los primeros trabajos sobre suturas vasculares fueron publicados por Alexis Carrel en 1904, pero a pesar de las graves y frecuentes heridas vasculares, especialmente en la Primera Guerra Mundial, la acción de los cirujanos ante ellas se reducía a ligaduras de las arterias –muchas veces catastróficas– y a las rápidas amputaciones, cuya técnica era idéntica a las rápidas mutilaciones ejecutadas por los cirujanos de la "Gran Armada" de Napoleón Bonaparte, época cuando los técnicos se vanagloriaban de amputar una extremidad inferior en diez minutos con la ayuda de unos tragos de licor suministrados al desventurado de turno.

Uno de los más grandes problemas era el tratamiento de los aneurismas de la aorta. La arteria principal del organismo, ensanchada y con enormes dilataciones era fuente de muertes súbitas y profundamente dramáticas porque el fin era consecutivo a la ruptura de un vaso por el que circulan siete u ocho litros de sangre por minuto, con una presión promedio de ciento cuarenta milímetros de mercurio. Se habían intentado tratamientos quirúrgicos –algunos tan absurdos como llenar la cavidad del aneurisma con alambres– pero no fue sino hasta el año 1950 cuando el cirujano francés Charles Dubost logró extirpar la lesión y reemplazar la parte enferma de la gran arteria por un injerto tomado de un cadáver. A pesar de ese éxito inicial, muchas personas con la gravísima enfermedad, rechazaron la intervención y murieron de hemorragia, como fue el caso del científico Albert Einstein, en abril de 1955.

Algunos centros en Europa comenzaron en esa época a intervenir sobre ciertas lesiones vasculares congénitas, como la ligadura o sección del ductus arterioso (comunicación anormal entre la arterias aorta y pulmonar) y la estrechez congénita de la aorta (coartación), pero fueron los cirujanos de la universidad de Baylor, encabezados por el Dr. Michael E. De Bakey quienes empezaron un programa masivo de cirugía vascular y aórtica, con resultados sorprendentes y alentadores. El uso de los tubos de material plástico, iniciado por Arthur Vorhees, en 1954, abrió un campo enorme porque facilitó la obtención de arterias de reemplazo sin necesidad de tomarlas de cadáveres y someterlas a procesos complejos y costosos, sin hablar de que, al cabo de un tiempo, esos injertos se degeneraban y había que reemplazarlos. Tampoco los primeros plásticos, en especial el nylon, soportaron las presiones sanguíneas, pero poco a poco surgieron materiales más fuertes y confiables como el dacron y el teflon que han demostrado su eficiencia por largos años, sobre todo en vasos de gran calibre.

En Venezuela, esa variedad de la especialidad quirúrgica no había despertado mayor interés, pero por causas, aún para mi desconocidas, me sentí atraído por ella y decidí iniciar un programa de cirugía experimental en animales (perros) en el Instituto de Cirugía Experimental de la Universidad Central de Venezuela, entidad que cumplió un papel muy importante en la realización de muchos post grados.

Disponíamos de determinado número de animales, de salas operatorias y de medicamentos apropiados, pero no de aparatos de control. Varios fueron los inconvenientes, algunos tragicómicos, que tuvimos cuando tratamos de verificar el resultado de las suturas vasculares (algunos de ellos narrados en mi libro *Memorias de un cirujano del corazón*) pero sin duda el más gracioso –y peligroso– fue el que tuvo lugar cuando trasladamos un perro con una prótesis plástica en la aorta al Hospital Militar, donde yo era cirujano adjunto, para hacerle un estudio radiográfico. Solamente la amistad y bonhomía del jefe de Radiología, nos salvó de un arresto severo cuando, por casualidad, vio las radiografías de aquel ser no identificado que parecía tener el esqueleto de un niño profundamente deformado. Por fortuna, el escándalo no llegó hasta la dirección del instituto.

Preparación del equipo

No teníamos instrumental apropiado ni personal entrenado para cirugía vascular. Las pinzas, diseñadas para que no dañaran la estructura vascular, eran difíciles de adquirir y de alto precio; los ayudantes tenían que obtener preparación en cirugía experimental y los anestesiólogos debían llegar a la experticia en procedimientos para tratar hemorragias masivas, siempre raras en la cirugía corriente. Además eran imprescindibles los monitores electrónicos para controlar los signos vitales, que hoy vemos como equipo rutinario en todos los quirófanos, pero que en aquella época eran una rareza y hasta considerados como un lujo innecesario.

Con gran esfuerzo económico algunos profesionales habíamos visitado hospitales del exterior y escogimos como ejemplo al Hospital Metodista, afiliado a la Universidad de Baylor en Houston, Texas, USA porque se veía con toda claridad que era un centro de progreso y con gran volumen de operaciones de la especialidad. Decidimos que los interesados debíamos ir allí por algún tiempo para aumentar nuestros conocimientos sobre unas técnicas dominadas solamente por un selecto grupo de científicos.

Primeros casos

A la llegada de nuestro primer viaje a Houston, a mediados de 1957, pensamos que había llegado el momento de aplicar las nuevas técnicas y tomamos como centro de actividades al Hospital Universitario de Caracas, aunque teníamos la disposición de acudir a cualquier otro centro que necesitara nuestros servicios, Quiso el destino que nuestra carrera universitaria comenzara en la Cátedra y Servicio de Cirugía No 3, dirigida por el Dr. Hermógenes Rivero, extraordinario cirujano, con formación en los Estados Unidos y con una mente amplia y generosa. Como escribimos en el triste momento de su desaparición física “el Dr. Rivero no solamente se destacó por lo que hizo sino por lo que permitió hacer”.

Nuestros objetivos eran únicamente científicos y en ningún momento, en mi caso particular y en la de los pocos miembros del grupo inicial, tuvieron peso alguno las consideraciones de índole económica. La única meta era progresar y ser útiles.

Con gran cautela comenzamos a efectuar operaciones relacionadas con la cirugía vascular: intervenciones sobre el sistema venoso de las extremidades inferiores, eliminación de los nervios simpáticos para lograr un mayor flujo a las arterias, suturas de pequeñas heridas arteriales accidentales, etc. Finalmente, llegó el momento de la verdad el 16 de octubre de 1957.

Como en casi todos los jóvenes de la época, la tendencia era trabajar en varios hospitales públicos para poder observar y tratar el mayor número de casos clínicos. Es bueno decir que los sueldos eran algo risible y no se tomaban en cuenta como estímulo. Por ejemplo, en el Hospital Vargas (1950), el salario mensual de un Jefe de Servicio, que dirigía una sección de unos cuarenta hospitalizados, era de cien bolívares (treinta y tres dólares USA) y el de los adjuntos era de cincuenta bolívares (quince dólares USA). Los mejores cirujanos de Caracas trabajaban en las mañanas en los hospitales públicos y en las tardes en sus oficinas privadas y no se concebía que un profesional de prestigio no siguiera esa conducta.

Como cirujano del Hospital Vargas de Caracas, fui llamado porque había ingresado un joven de 19 años de edad, con una herida de bala en el lado derecho el cuello y con parálisis total de lado izquierdo del cuerpo. Encontré un joven profundamente deprimido que, con gran esfuerzo me dijo que, en medio de un tiroteo en un barrio, había sentido un golpe fuerte, seguido de pérdida de la conciencia. Al despertar se encontró en la calle, con la camisa llena de sangre que brotaba de una herida en el lado derecho del cuello. Instintivamente trató de detener la hemorragia con la mano izquierda, pero no pudo mover el brazo; intentó caminar y tampoco lo logró: tenía paralizado todo el lado izquierdo del cuerpo. Su desesperación llegó al límite cuando se dio cuenta de que tampoco podía articular las palabras. Pensó que había llegado al final de sus días, pero siguió apretando la herida con la mano derecha hasta que fue recogido por una ambulancia. Fue hospitalizado y considerado como un caso intratable aunque, en una milagrosa reacción, la hemorragia se había detenido, pero había aparecido un gran tumor en el sitio del impacto que latía con fuerza.

Mi presencia allí se debía a que alguien que sabía de nuestros trabajos experimentales decidió consultarme. El tumor, de color rojo intenso y de unos siete centímetros de diámetro, tenía un fuerte latido, lo que me hizo pensar que se trataba de un falso aneurisma de la arteria carótida primitiva, es decir, una herida arterial contenida por la presión de un gran coágulo. No había posibilidades de hacer un estudio radiográfico de la arteria y la única conducta para ese momento era abrir la lesión, tratar de contener la hemorragia que vendría y, en el caso de lograrlo, reparar la gravísima herida y restablecer la circulación al cerebro.

Disponíamos de la única prótesis plástica que se podía obtener con facilidad en el mundo, un tubo de nylon, de siete milímetros de diámetro, diseñado por el Dr. Sterling Edwards y fabricado por su socio Edward Tapp. Se administró anestesia general y, con gran cuidado, se efectuó un corte a lo largo del tumor que, al pasar los límites de la piel, ocasionó la salida brusca de grandes coágulos, seguida de un chorro muy fuerte de sangre de color rojo intenso mezclada con otra de color obscuro. Se pudo identificar el orificio de la bala y se colocó un dedo para detener el sangramiento. Se prolongó la herida hacia arriba y hacia abajo y se identificaron las partes proximal y distal de la carótida, lo que permitió colocar pinzas vasculares y retirar la compresión. Para nuestra sorpresa, había otra herida vascular, de la vena yugular interna, que se comunicaba con la de la arteria y, en medio de aquellas lesiones, se encontró, intacta, una bala de revólver calibre treinta y ocho.

Ante esa herida venosa, fue necesario aislar y ligar la vena yugular interna, lo que nos permitió enfrentar con buena visibilidad el desgarro de la carótida, que medía unos 3 centímetros de longitud. Era imposible hacer una sutura directa y se decidió implantar el tubo plástico que, con una longitud de diez centímetros era capaz de hacer un "puente" por encima de la herida. Se ligó la arteria carótida y se hicieron dos heridas, arriba y debajo de las ligaduras, donde se suturaron los dos extremos de la prótesis. Al retirar las pinzas se comprobó que la misma funcionaba muy bien.

No había publicaciones en la literatura mundial sobre casos semejantes y solo nos quedaba observar… y rogar. Durante los primeros cuatro días, la zona operatoria lucía bien y se notaba una recuperación de la movilidad del brazo y la pierna izquierdos que, al comienzo, creímos derivada de un excesivo optimismo. Sin embargo, a los ocho días, el enfermo fue capaz de caminar y de mover el miembro superior izquierdo. A las dos semanas fue dado de alta con una total recuperación.

Demás está hablar de nuestra alegría. El trabajo experimental había dado sus frutos y nuestra fe en las prótesis plásticas había contribuido a salvar una vida y devolver a un hombre joven a la normalidad. Nos visitaba en forma periódica porque nadie sabía la evolución tardía de las fibras de nylon ante la presión de la sangre y debíamos estar alertas. En efecto, a los dos años de la intervención, apareció un tumor en el sitio operado y concluimos que se había producido un fenómeno que nunca había sido informado: la prótesis plástica no soportó la continua presión, se ensanchó y se formó lo que podría llamarse un aneurisma prostético. No había lugar para la duda porque, si el nylon estallaba, la muerte sería inmediata y si se ocluía, volvería de inmediato la hemiplejia. Lo ingresamos en el Hospital Universitario de Caracas y se decidió operarlo de nuevo, sin necesidad de hacer la visualización de la arteria artificial con rayos X. El estudio clínico era suficiente para el diagnóstico.

Nuestro amigo, porque de hecho ya lo era, escuchó las explicaciones con calma y aprobó la nueva intervención. Para su tranquilidad, no podía valorar los verdaderos riesgos, pero sabía que se trabajaba en su beneficio y ni él ni sus familiares adoptaron la actitud de desconfianza y duda que, a veces, se observa en el ejercicio privado. Nuestra frustración y preocupación eran importantes: la reacción de la naturaleza y de la invención humana, habían sido negativas, no había posibilidades de consulta y en nuestras manos estaba la vida de una persona de veintiún años. Había que actuar, improvisar y quizás triunfar.

Al abrir la zona que rodeaba el tumor, se encontró lo habitual cuando el organismo intenta eliminar un cuerpo extraño: una gran reacción del tejido conjuntivo con fuertes adherencias. La separación de las estructuras fue laboriosa y finalmente se pudo aislar la prótesis, ya del tamaño de un pequeña naranja y con una pulsación fuerte. Se colocaron pinzas vasculares en las secciones todavía sanas de la arteria y se implantó un tubo de dacron de doce centímetros de largo y ocho milímetros de diámetro, sin interrumpir la circulación por el tubo de nylon dañado. Se reanudó el paso de sangre por la nueva "arteria"y se extirpó la antigua prótesis. Al examinar la tela de nylon se comprobó que el tejido conjuntivo se había comportado como en los casos experimentales: las células habían invadido las fibras plásticas y las habían unido a los sectores vecinos. Un descubrimiento extraordinario porque se había encontrado la forma de incorporar cuerpos extraños a las tramas celulares. Más tarde, en otros casos, se comprobó que la infección es un factor totalmente negativo que impide esa incorporación y conduce, sin excepciones, al desprendimieno y eliminación de los plásticos u otros materiales que se pretendía introducir al cuerpo humano. Por otra parte, el nylon quedó descartado como material de elección.

Una vez más, la evolución fue satisfactoria, no hubo complicaciones y el enfermo se reintegró a la vida normal. Hemos estado en contacto durante cincuenta y seis años y su salud no se ha alterado. En esa forma, esta operación, la primera de su clase en el mundo, ha demostrado ser la de más largo control. En una carta que me envió el Dr. Norman Shumway, Jefe del Departamento de Cirugía de la Universidad de Stanford, USA, me escribió: "felicitaciones por el éxito en este caso extraordinario. Ojalá yo tuviera un paciente que hubiera llegado siquiera a cuarenta años de control".

Años más tarde, tuve la oportunidad de corregir un error, no de la naturaleza sino de uno de los cardiólogos de más prestigio mundial, de cuyo nombre, como decía Miguel de Cervantes "no quiero acordarme". En aquellos años, las personas viajaban al exterior para consultas y tratamientos, con el menor pretexto. Un cirujano amigo así lo hizo porque presentaba un dolor en el lado derecho del tórax y, como era la costumbre en el hospital donde acudió, se le indicó un cateterismo cardíaco. Durante el examen, mi colega le hizo notar al hemodinamista, en medio de chanzas, que no se estaban respetando muy bien las reglas de asepsia, pero la exploración siguió adelante. La circulación coronaria se encontró normal y regresó a Caracas. A las dos semanas, me consultó porque en el brazo derecho, un poco por encima del codo, donde se había hecho la punción en la arteria humeral, se había formado un tumor de color muy rojo y en el que se notaba una fuerte pulsación. El diagnóstico era fácil: se había formado un falso aneurisma, calificación que define a una ruptura arterial con infección y absceso. Si no se trataba con éxito, habría que amputar el brazo.

Decidí hacerle un injerto (*by pass*) con la vena safena interna –muy largo– que tomaría del muslo, para evitar la zona de infección donde es sabido que no tiene éxito ninguna sutura. Se disecó la arteria humeral, unos quince centímetros por encima de la lesión y la arteria radial, diez centímetros por debajo del codo y se creó un túnel apartado del absceso, hacia la parte posterior del brazo, por donde se introdujo el injerto de vena. Se suturaron los cabos de dicho injerto en las partes superior e inferior, se comprobó un latido satisfactorio y se cerraron las heridas de la piel. Luego se abrió el absceso, que drenó abundante pus, y se ligó la arteria humeral. La herida se dejó abierta para que cicatrizara por "segunda intención", es decir en forma lenta y sin suturas.

La evolución fue muy buena, la circulación se restableció hacia el antebrazo y la mano, y mi amigo cirujano pudo salvar su brazo…y su profesión. A los dos meses, con una sonrisa, me entregó un cheque de la compañía de seguros "por operación de vena, ciento cincuenta bolívares" (unos treinta dólares USA). De nuevo, los técnicos aseguradores "se habían hecho los locos" o eran unos ignorantes. Por fortuna, mi colega no tuvo más complicaciones. Para completar la historia: los gastroenterólogos venezolanos encontraron la causa de su dolor: cálculos en la vesícula biliar.

Lesiones de la aorta

Quienes tenemos pasión por la lectura y tratamos de estar enterados de los conceptos más importantes de las ciencias, aunque no se relacionen con nuestra especialidad, no cesamos de asombrarnos ante los terribles errores que vemos, sobre todo en la prensa diaria, cuando se describen incidentes relacionados con el aparato circulatorio. Uno de los más chocantes e increíbles se produce cuando se escribe sobre "la vena aorta", un soberano disparate porque, como todos deberían saber, la arteria aorta es el vaso sanguíneo más importante del organismo, con un diámetro promedio de dos centímetros y que transporta un volumen enorme de sangre arterial a todos los sectores del cuerpo. Su ruptura es mortal y cuando es bloqueada por la arterioesclerosis, los resultados son catastróficos.

Los problemas más frecuentes son los derivados de la obstrucción de su parte final, la que proporciona sangre a ambos miembros inferiores, aunque el envejecimiento y las fallas de la estructura de sus paredes también causan ensanchamientos y a veces enormes dilataciones que llegan hasta el tamaño de un embarazo de siete meses. Todo depende de la cultura de la persona afectada porque es frecuente ver, sobre todo en las clases sociales más bajas, crecimientos tumorales gigantes, sin que su portador les conceda mayor importancia.De aquí, la existencia de algunos de las lesiones extremas que se presentarán en este estudio, inconcebibles en un país desarrollado.

Una enfermedad con características muy extrañas, puede afectar la aorta en su parte abdominal. La arteria, a pesar de que en esa zona tiene unos dos centímetros de diámetro, se va ocluyendo en forma paulatina y sin síntomas hasta que ya no hay flujo de sangre por ella hacia las extremidades inferiores. Durante esa última fase, los afectados notan frialdad y palidez de las piernas y se reduce la distancia que pueden caminar sin que aparezca un dolor en las pantorrillas. Sin embargo, el organismo trata de defenderse y se crean nuevas ramas arteriales, la llamada circulación "colateral" que pueden servir para irrigar, aunque sea en forma imperfecta a las extremidades inferiores.De los estudios de esta situación se llegó a la conclusión de que, a pesar de una obstrucción total de la aorta, inmediatamente por debajo de las arterias renales, existía una permeabilidad de los vasos de los muslos y piernas, lo que hacía posible la colocación de una prótesis en forma de *by pass* por encima de la oclusión. Para escoger la mejor solución al problema, era necesario ver las lesiones y así surgió la exploración conocida con el nombre de aortografía, desarrollada sobre todo por el Profesor R. Dos Santos, de Portugal.

No se trataba de un examen fácil o exento de peligros. Con el paciente boca abajo en la mesa radiográfica, se inyectaba una dosis de anestesia local en la espalda, del lado izquierdo y a nivel de la segunda vértebra lumbar. Luego se introducía una aguja de unos veintidos centímetros de largo y calibre entre dos y tres milímetros y se trataba de orientar hacia arriba y hacia adentro, donde debería estar la aorta. Era como seguir una línea que existía solamente en la mente y en la experiencia del operador que, si estaba bien orientado, sentiría la transmisión de un latido fuerte, indicativo de que se estaba muy cerca de la pared aórtica. Se empujaba la aguja un poco más hasta obtener la salida franca de sangre muy roja y se indicaba al radiólogo que estuviera listo. De inmediato, se conectaba una jeringa de cincuenta cms cúbicos –llena de líquido especial de contraste– a la aguja y se procedía a efectuar una inyección manual, con toda la fuerza posible. La radiografía única era tomada cuando aún faltaban unos cinco cms cúbicos por inyectar.

Si la punta de la aguja estaba bien colocada, el enfermo solamente sentía calor en el abdomen, pero si había habido un error, un dolor muy fuerte era inevitable, además de que existía la posibilidad de hacer una inyección incorrecta en una arteria renal o en los vasos que nutren al intestino, con complicaciones posiblemente mortales. Como todos mis pacientes eran pobres y del Seguro Social Obligatorio, no había posibilidades de hospitalización, así que yo realizaba las aortografías en mi consultorio, en forma ambulatoria y con la cooperación desinteresada de un gran especialista en radiología, el Dr. Diego Núñez Campos. Luego de la exploración, el paciente era controlado por tres horas hasta que podía regresar a su hogar. Una vez más, el Dios de los Inocentes, se apiadó de nosotros y nunca, en centenares de estudios, tuvimos una complicación, aunque yo siempre pensaba, con el paso del tiempo y el aumento del número de enfermos, que era mejor que se desarrollara otra técnica y así sucedió con la llegada de las nuevas máquinas de hemodinamia. Más tarde, recopilamos muchos de esos estudios y publicamos un libro que titulamos *Atlas de Patología Vascular*.

La imagen radiográfica es sorprendente: en la fase terminal de la afección: no hay imagen de circulación de la aorta por debajo del nivel de los riñones y se ven algunas arterias pequeñas que llevan solamente la cantidad de sangre para que no se establezca una gangrena... al menos por algún tiempo. Hasta el año 1950 no había curación posible pero, en ese año, Jacques Oudot (un cirujano francés, alpinista de fama, que murió en un accidente automovilístico a los 39 años) logró implantar un injerto tomado de un cadáver y restableció la circulación normal. Sin embargo, ese tipo de injertos no dio resultados satisfactorios porque no soportaron la presión sanguínea y se dañaron en un plazo corto. En Venezuela no había antecedentes de ese tratamiento, así que tomé la decisión de realizar esa cirugía, pero no con injertos sino con las recién desarrolladas prótesis de material plástico (dacron).

El paciente tenía cincuenta y ocho años y estaba completamente incapacitado. Le describí la operación que necesitaba, los riesgos que tenía si no se trataba y al mismo tiempo, los peligros de la cirugía. Aceptó sin vacilaciones y a los pocos días estaba en la mesa operatoria. La herida para abrir el abdomen en estos casos es grande y son necesarios tres ayudantes para poder separar las vísceras y llegar hasta el frente de la columna, por donde baja la aorta. La maniobra inicial para desobstruírla y colocar la prótesis, es peligrosa y siempre impresiona a los asistentes. No es posible colocar una pinza en una sección donde todavía haya paso de sangre porque habría que hacerlo por encima de los riñones, con peligro de una insuficiencia renal mortal. Por lo tanto había que presionar la aorta con la mano izquierda al tiempo que se hacía una herida larga, más abajo para introducir una pinza y halar con fuerza los trombos que la ocluían hasta lograr un chorro fuerte. La efectividad de la maniobra se verificaba varias veces y la violencia de la salida de la sangre –siempre un buen signo– causaba alarma a los principiantes.De rutina, había que cambiar las batas empapadas del cirujano y del primer ayudante Eliminados los trombos, se suturaba la prótesis en forma de pantalón tanto a la aorta como a las arterias femorales. Demás está decir que esas costuras no son fáciles porque las paredes de las arterias siempre se encuentran muy lesionadas, con duras placas de calcio y zonas muy frágiles.Además, los puntos deben ser colocados con precisión porque, de otra manera habría una filtración de sangre muy grave. Por lo tanto, un error o una maniobra desafortunada podrían causar la muerte por hemorragia fulminante.

Una reconstrucción adecuada, como sucedió en el caso que describo, restablece de inmediato la circulación hacia la parte inferior del cuerpo y los síntomas desaparecen. Como se trataba de un procedimiento nuevo y de alto riesgo, invité a nuestro recuperado enfermo a asistir a una de las sesiones plenarias del Congreso Venezolano de Cirugía. Terminada la exposición del caso, solicité permiso para que el operado entrara en el salón. Caminó hasta el podium y recibió un gran aplauso. Sin duda, era la señal de aceptación de una nueva especialidad. Con fines docentes se había filmado la intervención y la película fue presentada en varios congresos latinoamericanos, como muestra del adelanto de la ciencia médica en Venezuela, ya que eran las primeras prótesis de su clase implantadas con éxito en Sur América.

Nuestro trabajo, reflejado en la presentación de los resultados en sociedades científicas locales, ya era bastante conocido en agosto de 1958. Me encontraba en el Hospital Universitario, cuando recibí una llamada de mi amigo, el Dr. Eduardo Carbonell quien me informó que, durante la exploración de un paciente –en la clínica Luis Razetti, de Caracas– con síntomas de problemas abdominales agudos, se había encontrado con una gran cantidad de coágulos y de sangre en esa cavidad, lo que indicaba que había una ruptura de un aneurisma de la parte abdominal de la aorta. Quería saber si podía contar con mi colaboración y si yo disponía de los instrumentos apropiados. Mi respuesta positiva fue inmediata, tomé la caja de instrumentos especiales, metí en el bolsillo una prótesis de dacron, de las fabricadas con especificaciones del Dr. Michael E. DeBakey, y me trasladé al mencionado centro hospitalario.

La situación que encontré estaba lejos de ser alentadora, pero era tan grave que no había tiempo de pensar en la magnitud del problema. Solamente había que actuar porque el enfermo, un hombre de cincuenta años, no tenía ya pulso palpable o presión arterial. Estaba en etapa de agonía y el anestesiólogo de turno, quizás con buen criterio, se negó a continuar su trabajo porque "no iba a anestesiar un muerto" y fue necesario llamar a otro especialista, que se limitó a mantener la oxigenación y a la administración de drogas en mínimas cantidades.

Los coágulos levantaban la parte posterior del peritoneo, lo tenían a tensión y esa misma presión sobre la aorta rota, muy cerca de la columna vertebral, contenía un poco la hemorragia. He tratado de analizar, durante el paso de los años, los sentimientos que me habrían podido dominar en esos momentos: angustia, temor ante la pérdida de la vida del enfermo, pánico por la reacción de la comunidad médica ante la audacia de un joven de 32 años que se atrevía a intentar lo que muy pocos habían hecho en el mundo Sin embargo, no recuerdo nada en especial, tal era mi concentración ante la muerte.

Sin tocar la zona abombada, que sobresalía amenazante, logramos colocar una gran pinza en la aorta, por encima de la zona del desastre y otras dos en la parte baja para cerrar las arterias ilíacas, ramas finales del gran vaso. Al mismo tiempo se hicieron varias transfusiones de sangre y se trató de estabilizar un poco la presión arterial. Logrados esos objetivos se retiraron los coágulos y se identificó el sitio de la ruptura, que fue prolongado ampliamente, lo que dejó al descubierto una gran cantidad de material formado por pedazos de la parte interna del vaso, coágulos antiguos y recientes, placas de ateroma derivadas de la acción de la arterioesclerosis; un verdadero caos, que fue extirpado en bloque. Se había esterilizado rápidamente la prótesis de dacron en forma de pantalón, se empapó con sangre para que se ocluyeran parcialmente los poros del tejido de material plástico, y se procedió a suturar la parte ancha del pantalón, de unos tres centímetros de diámetro a la aorta y también a unir las dos "piernas" de la prótesis a las arterias ilíacas correspondientes. Se retiraron las pinzas oclusivas y vimos, con gran satisfacción, que la gran prótesis latía con normalidad y que las uniones funcionaban perfectamente. Con el auxilio de las transfusiones, de la medicación y con la detención de la hemorragia, las condiciones del enfermo habían mejorado y fue posible llevarlo a la sala de recuperación en condiciones aceptables.

La parte más dramática había terminado, pero había que tratar las consecuencias de la falta de circulación en órganos vitales, como los riñones, que solamente funcionan cuando hay una presión arterial adecuada, porque si no se tiene esa condición, los tejidos renales mueren luego de una hora sin recibir sangre arterial. En ese momento comencé a conocer lo que era y aún es, el verdadero calvario de la gran cirugía cardiovascular: la evolución post operatoria, sobre todo en países subdesarrollados donde, solamente en los últimos años, se han habilitado servicios de terapia intensiva. En esa época no existían en nuestro país y la alternativa era el cuido personal y permanente de los cirujanos y otros especialistas, día y noche, al lado de la cama del paciente.Sin duda, se puede aplicar este método que implica un continuo sacrificio pero, si no se tienen los equipos adecuados, la muerte vendrá, a pesar de nuestra dedicación. Ya lo dijo Hipócrates, cuyo conocido aforismo es citado con frecuencia, pero se olvida la segunda parte: "la vida es corta, el arte es largo, la ocasión fugaz, el experimento peligroso y el juicio difícil. Así, no solo deberíamos estar preparados para cumplir nuestro deber sino que también deben cooperar el paciente, los ayudantes y las circunstancias externas".

Como se esperaba, el paciente presentó una insuficiencia renal que fue tratada con los pocos recursos de que disponíamos, así como también los frecuentes y peligrosos cambios del ritmo del corazón. Fueron nuestras primeras noches de insomnio, de angustia permanente, de soñar que estábamos a la cabecera de nuestro operado y que lo felicitábamos porque habían empezado a caer gotas de orina en el frasco de recolección. Eran grandes momentos de felicidad... pero solo un sueño, hasta que un día, en esta oportunidad, la ilusión se volvió realidad, la mejoría fue continua y el objeto de tantos trabajos y sufrimientos pudo volver a su casa. Tuvo la fortuna de sobrevivir a una complicación con una elevadísima mortalidad y pasó a ser también la primera persona en América Latina que pasaba esa prueba con éxito.

Como en casi todos estos operados nace un sentimiento de agradecimiento y amistad pudimos controlar, a quien había estado tan cerca de la tumba, durante veintidos años, hasta su muerte, debida a un paro cardíaco súbito cuando me visitaba en mi consultorio privado.

La variedad de enfermedades que puede sufrir el cuerpo humano es realmente asombrosa y siempre nos preguntamos el porqué de ese refinamiento y crueldad cuando la naturaleza hubiera podido disponer fácilmente de cuatro o cinco soluciones radicales, rápidas y piadosas para terminar nuestra estada en este mundo. La aorta es también víctima de esa multiplicidad patológica, como veremos a continuación.

El enfermo, un hombre de cuarenta y ocho años, enflaquecido y con fuertes dolores abdominales fue ingresado de urgencia. Lo más notorio era un gran tumor abdominal con pulso, pero con otra característica muy llamativa: se auscultaba, sobre la tumoración, un soplo fuerte acorde con el ritmo del corazón. Hicimos varias reuniones y la conclusión fue que, a pesar de su extrema rareza, este paciente tenía una comunicación anormal e importante entre la aorta abdominal y la vena cava inferior, la mayor del organismo, aproximadamente de un diámetro de unos dos a dos y medio centímetros. Un estudio radiográfico comprobó el diagnóstico.

¿Cómo era esto posible? No había sufrido ninguna herida ni tenido traumatismos que pudieran explicar esta situación tan grave. Además, era obvio que para que la arteria se comunicara con la vena, había sido necesario la formación de un orificio que, por supuesto, hubiera causado una hemorragia mortal. La anomalía se explicaba porque el diseño del cuerpo humano tiene ciertas imperfecciones y la extrema cercanía entre esos dos grandes vasos es una de ellas. En efecto, al aumentar la aorta de tamaño debido a la formación de un aneurisma, provocó una inflamación de la pared que, al mismo tiempo, la acercó aún más a la vena cava y comenzó a rozarla con cada vez más fuerza. Al aumentar la inflamación con los años, el roce continuo causó una fisura en la pared de la vena que se fue ampliando con el tiempo y permitió el paso de la sangre arterial hacia la gran vena. Las adherencias habían impedido un estallido con su consecuente hemorragia catastrófica.

La intervención era la única solución pero, de nuevo, no había antecedentes de una situación similar y había que idear un método que permitiera cerrar el orificio anormal y eliminar la dilatación de la aorta. Con relación a esta última, el primer paso era obvio: había que colocar pinzas por arriba y por debajo del tumor para cortar el flujo sanguíneo aórtico pero, para la vena, esa era una maniobra imposible por la gran cantidad de adherencias. No había descripción de una técnica para estos casos y decidí abrir el abdomen y proceder de acuerdo con las lesiones que encontrara. La primera fase de control del flujo sanguíneo se llevó a cabo sin problemas, pero era seguro que, al abrir la aorta, tendríamos un gran chorro de sangre negra incontenible que vendría de la vena. Dudar no era ya posible y se abrió la pared de la aorta.

De inmediato surgió el esperado chorro de sangre venosa a través de un orificio ovalado que medía unos tres centímetros de diámetro. La solución tenía que ser rápida o tendríamos una muerte en la mesa operatoria. Sin pensarlo dos veces, introduje el dedo pulgar de la mano izquierda en el orificio y aspiré la sangre que obscurecía todo el campo. Por fortuna, el dedo era un buen tapón y detuvo la salida de sangre. Ahora el problema era el cierre de aquella comunicación y, sin otra alternativa, fui colocando grandes puntos de sutura alrededor del dedo hasta lograr reducir el tamaño del orificio y finalmente ocluirlo del todo.

Comprobamos que la tolerancia al procedimiento había sido buena y terminamos con el reemplazo de la aorta y de ambas arterias ilíacas con la confiable prótesis de dacron. El enfermo se recuperó rápidamente y la situación había sido tan rara que fue objeto de una cita especial –como uno de los primeros casos operados en el mundo– por el Dr. Denton A. Cooley, famoso cirujano del Texas Heart Institute, de Houston, USA. (Archives of Surgery, 86: Mayo 1963).

Las sorpresas relacionadas con el tratamiento de la enfermedad del gran vaso arterial no habían terminado y, con toda probabilidad, siempre habrá una nueva. En otra oportunidad, al abrir el abdomen de un enfermo con un aneurisma gigante, nos encontramos que todo el conjunto de vísceras, en especial el intestino delgado y el colon, estaban sólidamente unidas formando una gran masa donde no había orientaciones anatómicas. Paso a paso fuimos despegando aquellas sólidas adherencias, sin saber si podríamos llegar a dominar una hemorragia fulminante y luego de cinco horas de arduo trabajo logramos ver la aorta y separar sus paredes de los órganos vecinos hasta lograr la colocación de pinzas, quitar el tumor e implantar la prótesis. La parálisis intestinal no se hizo esperar en el post operatorio y, luego de días de una labor permanente, de aspiración de las secreciones digestivas y de reposición de los valores normales del volumen sanguíneo y electrolitos, el portador de tan excepcional lesión, cuyo origen no ha sido explicado, pudo reintegrarse a su vida normal.

Se había despertado un gran interés en la cirugía vascular capaz de resolver viejos problemas con nuevas técnicas. Un colega me refirió a un pariente cercano, de cincuenta y cuatro años de edad con una hipertensión arterial severa, a la que no se encontraba explicación. Como se trataba de una persona con holgados recursos económicos, había viajado a varios hospitales del exterior pero no se había llegado a un diagnóstico. Hicimos una junta médica y decidimos hacer una visualización de la aorta abdominal y de las arterias renales porque pensamos que allí podría estar el origen del problema. Todavía no había en Venezuela los aparatos para hacer una aortografía en forma indirecta y había que recurrir a la técnica, que tantas veces habíamos empleado: efectuar una punción con una larga aguja, introducida por la región lumbar, tal como lo hemos descrito antes. Cuando vimos el resultado observamos que el paciente tenía dos problemas: un aneurisma de la aorta abdominal y una estrechez debida a placas de ateroma, de la arteria renal izquierda que, sin duda, era la causa de la hipertensión arterial.

Le explicamos al enfermo que debía someterse a una operación de cierta magnitud, que se realizaría en el Hospital Universitario de Caracas porque los institutos privados no estaban aún preparados para una cirugía tan especializada. Obtuvimos su aceptación y se le hizo un reemplazo de la aorta con una prótesis de dacron en forma de pantalón y además, se le suturó una rama adicional con un tubo plástico, de ocho milímetros de diámetro y diez centímetros de largo que se unió a la arteria renal, en forma de "puente" para restablecer el flujo sanguíneo normal. No hubo problemas en el post operatorio y egresó a los ocho días.

Luego de su restablecimiento me refirió que, el día anterior a su ingreso al hospital, recibió la visita de un distinguido colega quien le dijo "me informaron que te vas a operar con Rubén Jaén en el Hospital Universitario y pienso que es una locura. Cancela tu ingreso y viaja al extranjero". No le hizo ningún comentario y yo diría que, con gran valentía siguió con su proyecto inicial. Lo controlamos durante varios años y la presión arterial se mantuvo en límites normales. Siempre agradecí su fe en nuestras posibilidades y pienso que, gracias a personas como él, fue que la nueva especialidad pudo progresar en Venezuela.

Lesiones catastróficas de la aorta

La falta de tolerancia a algunos tóxicos habituales, como el licor y el cigarrillo, es la causa del bloqueo de elementos del sistema vascular en general y aún de una arteria tan grande como la aorta. Algunas veces, en forma insidiosa, la arterioesclerosis va formando placa tras placa de ateroma, el enfermo siente, por ejemplo, que ya no puede caminar grandes distancias (por la disminución del flujo sanguíneo a los miembros inferiores) y en otras oportunidades, la obstrucción es violenta y sorpresiva, con sus terribles consecuencias.

Uno de estos casos, por lo sorpresivo y dramático, es difícil de olvidar. Una tarde recibí una llamada de una señora, amiga cercana, quien me pidió que la examinara de inmediato porque presentaba unos síntomas que, aún en su ignorancia, le indicaban que se encontraba en una situación de extrema gravedad: en forma brusca había aparecido un dolor muy fuerte en la parte baja del abdomen, que se irradiaba hacia ambas extremidades inferiores que, para empeorar su angustia, habían cambiado hacia un color morado. Además, le era imposible caminar.

Por su relato telefónico deduje el origen del problema: un coágulo se había atascado bruscamente en el punto donde la aorta abdominal se divide para formar las dos arterias ilíacas. En esa forma, el taponamiento anormal era similar a que alguien le hubiera hecho una ligadura total que, si no se retiraba, provocaría la gangrena masiva de la parte inferior del tronco y de ambas extremidades inferiores. No había tiempo, siquiera, de esperar la llegada de una ambulancia y la fui a buscar a su casa en mi automóvil.De allí llamé al quirófano para que lo tuvieran listo y, al llegar, todo estaba preparado y procedimos a abrir la cavidad abdominal. Lo que encontramos era realmente impresionante: el intestino delgado y el colon estaban pálidos y endurecidos; sobre todo la parte final del intestino grueso, que tenía un color violáceo, con sus paredes con una consistencia similar a la del caucho, segura indicación de que la arteria mesentérica inferior, que mantiene la vida en esa sección, estaba totalmente obstruida. Se liberó la aorta, se colocaron las pinzas y se abrió ampliamente la estructura para extraer los trombos y coágulos. Las lesiones eran irreversibles y se reemplazaron los grandes vasos con una prótesis en forma de pantalón. Estábamos seguros de la gangrena del colon y de que tendríamos severas complicaciones. Por desgracia, la realidad superó nuestros pronósticos.

A las 48 horas de la operación ya era evidente que había una situación de destrucción de la pared intestinal, que hacía necesaria una intervención de urgencia. Llamé en consulta a uno de los mejores cirujanos de vías digestivas que ha tenido Venezuela: mi amigo el Dr. Armando Márquez Reverón, quien procedió a efectuar una exploración abdominal, donde se pudo establecer que más de la mitad del colon estaba gangrenado, sus paredes se habían roto y el contenido intestinal, incluyendo heces, se encontraba en la cavidad empapando todo, con inclusión de la prótesis de tela.

Como está bien establecido, la infección de una de estas prótesis plásticas es casi siempre mortal porque los gérmenes se adhieren a la tela y no hay antibiótico que pueda derrotarlos. Márquez Reverón lo sabía muy bien y no cerró el abdomen en la forma habitual, sino que mandó a esterilizar un cierre metálico, de los que se usan en los pantalones, y lo suturó a los bordes de la herida. En esa forma, al hacer uso de una técnica no descrita, podría llevar la paciente a quirófano cada dos días para lavar las vísceras y tratar de esterilizar la cavidad abdominal. Una vez completada la operación de lavado, aproximaría la herida con el cierre metálico y la enferma podría volver a terapia intensiva. Aplicó el procedimiento, que repitió ocho veces y, para sorpresa y alegría de todos, hubo una recuperación progresiva y fue posible el alta, con una colostomía (ano artificial) que funcionó por tres meses hasta que el mismo cirujano la cerró y, en el mismo acto hizo la unión del colon restante a la pequeña fracción de intestino grueso que había quedado cerca del ano. La evolución fue satisfactoria.

Dos años después presentamos el caso en el Congreso Mundial de Cirugía Cardiovascular, en Amsterdam, Holanda y la sorpresa fue general. Hasta ese momento no se había informado ni de un solo evento similar. Sin duda, un caso extraordinario donde, luego de la corrección de la lesión vascular inicial, la inventiva y habilidad de Márquez Reverón había salvado una vida en las peores condiciones posibles.. Como la paciente estaba muy relacionada con nosotros, pudimos seguirla hasta su muerte, catorce años después, de una enfermedad no relacionada con su terrible complicación.

En algunas oportunidades, la catástrofe es de tal magnitud que convierte los actos quirúrgicos en una batalla, desordenada, en apariencia, pero donde todo el personal trabaja con la mayor rapidez para salvar una vida en peligro. En una ocasión me encontraba finalizando una intervención de urgencia a un colega, muy apreciado, a quien se le había practicado un estudio radiográfico que necesitaba de la inyección de un líquido de contraste en la arteria femoral. La exploración transcurrió sin incidentes pero, a las pocas horas, el muslo correspondiente tenía un considerable aumento de tamaño, la tensión arterial había bajado mucho y el enfermo estaba ansioso y agitado. Por lo tanto, había una hemorragia interna.

Al abrir la piel en el sitio de la punción anterior, salió un gran chorro de sangre muy roja, lo que indicaba una herida arterial importante. No podíamos llegar al sitio de la ruptura en forma directa y decidimos abrir el abdomen en la zona lateral derecha, sin cortar el peritoneo, para rechazar toda la masa de vísceras hacia un lado y llegar hasta la arteria ilíaca. Terminado este paso, se colocaron pinzas en esa arteria y, ya con la corriente sanguínea detenida, se pudo llegar hasta la zona de la hemorragia, no sin antes extraer del muslo una cantidad que calculamos en unos dos litros de sangre. Con el campo más claro pudimos ver la razón del problema: la aguja, de un grueso calibre que se había introducido en la arteria femoral para hacer el estudio, había cortado limpiamente una importante rama de ese vaso. Se reparó la herida vascular y estábamos suturando la piel, cuando oímos un estruendo en el pasillo de los quirófanos, seguido de una serie de llamadas de alarma. Con una violación de las normas que yo no había visto nunca, dos médicos residentes, sin trajes adecuados para el área quirúrgica, irrumpieron en otro quirófano y nos llamaron con gran angustia. Definitivamente aquel día no era propicio para enfermos del árbol coronario.

Al entrar a la otra sala, vimos un hombre, de edad mediana, en la mesa operatoria, cubierto a medias por una sábana y con una mortal palidez. Había llegado hacía una media hora, en un avión privado procedente del este del país y con el diagnóstico de aneurisma roto de la aorta abdominal. Levanté la sábana y vi un abdomen distendido y violáceo, ambos muslos y piernas estaban amoratados con vetas de color verdoso y no había ni pulso ni tensión arterial. Los cirujanos cambiamos miradas y todos pensamos que ese hombre estaba ya muerto.

Como todo lo que escribo en esta obra, los hechos, aún en sus más pequeños detalles son estrictamente ciertos. Nada he odiado tanto en mi vida como la mentira y esa aversión ha sido tan intensa, quizás para mi desgracia, que siempre he rechazado las novelas de ficción y me costaba (en el pasado, porque ahora no asisto a esos espectáculos) mucho, tolerar dos horas de cine para ver los mayores disparates. Solo disfruto del estudio de la realidad y de los hechos históricos, Esta digresión la hago porque, cuando todos nos retirábamos y estaba yo muy cerca de la puerta, volví a mirar a aquel hombre, que tenía la mano izquierda colgando fuera de las sábanas y observé un pequeño movimiento. Sin pensarlo dos veces, sin bata ni guantes, tomé un bisturí e hice una gran herida en el abdomen. La sangre salió a borbotones pero pude introducir la mano desnuda y presionar la aorta inmediatamente por debajo de la salida de las arterias renales. Al mismo tiempo se ordenó una transfusión masiva, el anestesiólogo y los ayudantes se prepararon y uno de ellos me dio una pinza con la que, a tientas, pude ocluir el vaso en su parte todavía sana. Se procedió a limpiar la cavidad abdominal, se tomaron las ya tardías medidas de asepsia y se continuó la intervención hasta la colocación de una prótesis de dacron en forma de pantalón.

No hay que decir que la evolución post operatoria fue más que tormentosa, pero el paciente sobrevivió y pudo volver a su tierra, donde trabajaba en una agencia de seguros de vida. Como todos los orientales venezolanos, tenía un gran sentido del humor y, meses más tarde, los dos nos reíamos de los tremendos sustos que ambos habíamos tenido con motivo de su aterradora experiencia. Muchas veces se dice alegremente que tal o cual programa de salud pública ha salvado millones de vidas. Una falsedad total porque, para que un médico diga, sin duda alguna, que ha salvado siquiera una en su carrera, tiene que haber tenido una actuación similar o un poco semejante a la que he descrito.

Un aneurisma de la aorta que acaba con un "proceso"

La naturaleza no conoce piedad y siempre es lastimoso observar a los pobres humanos, desesperados con sus tragedias, pidiendo milagros a quien, como Dios, estaba bien capacitado para impedir el comienzo del problema. En apariencia, se le pide un cambio de opinión y una corrección de una sentencia.

Algunos afirman que estos "milagros" han sucedido y se pueden probar. Es posible, pero son extremadamente raros. Africa es la cuna de los homínidos y sus pueblos son los antecesores de todos nosotros. Durante mis viajes a ese continente, traté de aprender un poco de swahili, una especie de interlingua formada por dialectos mezclados con los idioma árabe e inglés, y en ninguna parte encontré el equivalente a las palabras "lástima" o "piedad". Para un observador desapasionado, es evidente que en el plan de la creación no hubo lugar para esos sentimientos en un mundo que sería dominado por la fuerza, las garras, los colmillos y la agresión. Como escribe Frederick Selous, el gran explorador y cazador, en su libro *Travel and adventures in Southeast Africa* (1894) ciertas tribus tienen métodos muy expeditivos para lidiar con la desgracia. En una de sus largas expediciones, en octubre de 1874, estaba sentado al lado del rey Sepopo, jefe de Sesheke (región de la Zambia de hoy) y los guardias trajeron a un anciano macilento y tembloroso. Le explicaron al Rey que el hombre pedía ayuda y que le dieran un poco de comida. Su Majestad preguntó ¿este hombre puede trabajar en algo? La respuesta fue negativa, a lo que el Rey ordenó "llévenlo al río y le sumergen la cabeza hasta que muera". Continuó la conversación con Selous hasta la llegada de los guardias, quienes le dijeron "muerto está".

La respuesta fue concisa y terminante "láncelo al agua, para los cocodrilos". Con su flema británica Selous escribió "sin duda, la compasión es una mercancía muy, muy rara en Africa Central". Y yo diría que en los planes de la naturaleza.

Quienes tenemos un gran interés por la fauna hemos encontrado, además de la aportada por nuestros estudios y experiencias personales, una fuente fabulosa de datos en los episodios filmados para programas de televisión en áreas aún salvajes, como ciertas partes de Africa y algunos sitios de India. Durante muchos años se discutió sobre la manera como los felinos mataban a sus grandes presas, como cebras, búfalos y antílopes pero, ahora, con el auxilio de las cámaras con lentes telescópicos, se ha logrado saber que, por ejemplo, los leones saltan hacia el cuello, en la inmensa mayoría de los casos, para dar el golpe decisivo y lo muerden con gran fuerza para colapsar la tráquea hasta causar la muerte por asfixia. Al presenciar esta escena, siempre he comparado la acción de los leones con el comportamiento general de las enfermedades. El gran felino, con sus mandíbulas apretadas hasta el máximo, no parpadea, no mueve un músculo, sino que mantiene su actitud impasible, mientras su presa trata de moverse, agita las patas o reacciona ante las mordidas en el abdomen de los dulces y pequeños cachorros que ya han abierto la cavidad abdominal y comenzado a devorar las vísceras. De la misma manera, el ser humano condenado a muerte por una enfermedad, grita, se agita, sus relacionados van y vienen, los médicos tratan de hacer lo posible… pero la mordida es sólida e impertérrita. A veces, la medicina puede hacer algo, como en los casos presentados en esta obra, pero siempre con grandes limitaciones.

Todos estos hechos, repetidos a diario, son ignorados por la mayoría de las personas (que actúan como el soldado que ve morir a su compañero, pero que sigue adelante porque a él no lo van a tocar las balas) hacen que muchos tengamos una actitud de humildad ante la vida y que actuemos con prudencia y sin ridículos orgullos. Por eso, cuando vemos a ciertos personajes –como los dictadores, por ejemplo– pronosticar que van a mandar a un país por veinte o treinta años o que van a cambiar el comportamiento de la humanidad, una sonrisa de compasión nos viene de inmediato porque sabemos que, como dicen en los Estados Unidos, "el Vicepresidente está solamente a un latido cardíaco de la presidencia".

Un ejemplo muy demostrativo de esta realidad lo vivieron los peruanos en 1973, cuando los gobernaba, con mano férrea, el dictador Juan Velasco Alvarado quien, luego de un golpe de estado en 1968, había decidido, como tantos otros dictadorzuelos, cambiar el mundo y establecer un sistema comunitario con una serie de acciones radicales, que llamó "el proceso". Lo primero que hizo fue perseguir a los empresarios, a los intelectuales y a los médicos, a quienes catalogó de mercantilistas e incompetentes. Mi amigo, el cirujano Carlos Alcántara, miembro de una de las familias más distinguidas del Perú, había sufrido la confiscación de sus bienes ; su madre, copropietaria de una estación de televisión, tenía la casa por cárcel y él mismo tenía prohibido el ejercicio profesional y había sido enviado a una dependencia militar para su "rehabilitación intelectual", sin contactos con el exterior.

Quiso el destino que nuestra conocida asesina, el aneurisma de la aorta, el 22 de febrero de 1973, decidiera romperse en la cavidad abdominal del poderoso militar dictador, quien tuvo un severo colapso en el Palacio Presidencial y fue llevado con extrema urgencia al mejor hospital de Lima, donde se le practicó una herida abdominal exploradora. Los cirujanos que actuaban, favorables al régimen, no tenían experiencia en esa especialidad y por más de cuatro horas lucharon con la hemorragia, los desgarros de las vísceras, las roturas de las suturas, etc. y finalmente decidieron solicitar la ayuda del único cirujano capaz de resolver el problema: Carlos Alcántara quien, un año después, me relató lo sucedido. Al comienzo, nadie sabía su ubicación y se perdió otra hora en localizarlo. Mientras tanto, la circulación hacia los miembros inferiores estaba detenida y se formaban grandes coágulos dentro de las arterias con la amenaza de una gangrena masiva inminente. Finalmente, Alcántara se encargó del problema y en poco tiempo reemplazó los vasos afectados con una prótesis, excepto los correspondientes al miembro inferior derecho que estaban totalmente bloqueados. El enfermo sobrevivió, pero la gangrena del miembro inferior mencionado era irreversible. El gobierno decidió llamar en consulta –como siempre lo hacen esos regímenes "avanzados"– a cirujanos cubanos, quienes no sugirieron nada mejor que envolver la extremidad con placentas frescas. (?).Además consultaron con mi amigo Rene Favaloro, el gran cirujano argentino, quien luego me refirió que les había dicho "soy un cirujano del corazón, llamen a Rubén Jaén que sí puede ayudarlos". Por supuesto, ya no había tiempo, el proceso siguió su curso y fue necesaria la amputación a nivel del muslo correspondiente.

La convalecencia fue tormentosa y la mayoría de los ciudadanos, hartos de los abusos, poco a poco fue perdiendo el respeto y hasta la compasión y surgieron los terribles chistes: Alcántara, "asesino frustrado" y finalmente la crueldad popular: "¿sabías que el general cambió de nombre y de nacionalidad? Ahora es chino y se llama Tam Putao". La situación se hizo cada vez más tensa y la salud del dignatario entró en franco deterioro. En 1974, con motivo de un congreso de la especialidad, me encontraba en Lima donde, por coincidencia, también era recibido el Presidente de Venezuela Carlos Andrés Pérez. Al siguiente día de su llegada, se celebró una corrida de toros en la Plaza de Acho, donde asistieron ambos mandatarios. Cuando entró Carlos Andrés, hubo una ovación enorme, con el público de pie pero, a la entrada de Velasco Alvarado el coso se estremeció con una de las rechiflas más grandes que he oído. En la noche, hubo una reunión informal de representantes médicos y políticos, unas veinte personas, y uno de los ejecutivos peruanos dijo "si algún día Sur América se unifica, Carlos Andrés Pérez debería ser su presidente", Guardé un prudente silencio porque era muy posible que aquella persona fuera sincera pero, sin duda, se trataba de un gesto muy raro si se recuerdan los recelos que existen en Perú con relación a ciertas actuaciones del Libertador Simón Bolívar, reflejadas muy bien en los enormes retratos que adornan el Palacio Municipal de Lima: todos son del mismo tamaño; en el centro está colocado el de Colón, a la derecha el de Bolívar y a la izquierda el del General San Martín. "A buen entendedor..." Al poco tiempo de mi visita el dictador, a pesar de su grave condición, siguió con su conducta autoritaria y logró eliminar toda la prensa independiente el 29 de julio de 1974. Sin embargo, sus arbitrariedades provocaron otro golpe de estado y fue depuesto el 25 de agosto de 1978. El mismo destino de todos los que atreven a pronosticar imperios de mil años, sin recordar que las enfermedades no descansan ni reconocen "grandezas".

Lesiones de la aorta torácica

A veces, el desastre vascular no se limita a órganos de fácil acceso sino que el daño tiene lugar en sitios donde la sola interrupción del flujo sanguíneo por períodos cortos lleva a una insuficiencia renal mortal, a una paraplejia (parálisis de ambos miembros inferiores) y a la gangrena del intestino. Son las temibles lesiones de la llamada aorta torácica, que se encuentra dentro del tórax, por encima del diafragma. Es seguro que la interrupción del flujo sanguíneo por ella, por un período mayor de 45 minutos causará estas complicaciones.Algunos cirujanos confían en su rapidez, pero esa confianza puede conducir a un fracaso total, así que se han desarrollado algunos métodos para poder trabajar con un poco de mayor tranquilidad para el especialista y mayor seguridad para el paciente, como veremos más adelante.

Existen algunos casos, sobre todo en traumas severos, donde el organismo se defiende mal y hace como se decía de la sífilis donde, al cicatrizar las lesiones producidas por la enfermedad, se producen alteraciones gravísimas como las insuficiencias de las válvulas del corazón, por ejemplo. De allí la frase "el organismo se enferma curándose", quizás no muy correcta, bajo el punto de vista idiomático, pero sumamente descriptiva y fácil de recordar.

El joven, de diecinueve años, había tenido un accidente casi mortal: salió despedido de su motocicleta, que se desplazaba a gran velocidad y la cabeza chocó contra una pared. Perdió el conocimiento y en el hospital se comprobó que había una fractura del cráneo que no era necesario intervenir porque no había tenido complicaciones. Por el contrario, ambos miembros inferiores estaban paralizados y de un color pálido con sectores amoratados. No se encontró pulso en las arterias de las piernas y un estudio radiológico mostró una total oclusión de la aorta a unos veintitrés centímetros por encima del diafragma. No había funcionamiento renal.

Las paredes arteriales tienen tres capas: la íntima, muy suave que está en contacto permanente con la sangre; la media formada por fibras musculares y la adventicia, que la envuelve como una tela protectora. Cuando el cuerpo del paciente sufrió una desaceleración al chocar contra la pared, las capas íntima y media de la aorta se estiraron por estar formadas por material elástico, pero el choque fue tan fuerte que ambas no soportaron la tensión, se rompieron y se arrugaron, formando un tapón que detuvo el flujo sanguíneo. Era necesario actuar de inmediato para evitar una gangrena masiva.

Al abrir el tórax, no había sangre libre pero la aorta estaba dilatada y de color morado. Se colocaron pinzas para aislar el sitio lesionado y, en esta ocasión, sin protección adicional, se eliminó la parte destruida y se la reemplazó con una prótesis de dacron de quince centímetros de largo y dos centímetros de diámetro. Terminadas las suturas se reanudó el flujo sanguíneo y solo nos quedaba esperar que la función renal se restableciera y la gangrena se detuviera. Pasamos largas horas observando el frasco donde debían caer las esperadas gotas de orina y efectuando repetidos exámenes de la piernas que, poco a poco, comenzaron a cambiar de color. A la mañana siguiente, todo indicaba que se podía tener éxito y ese pronóstico fue mejorando hasta llegar a la completa normalidad. Para nuestra inmensa satisfacción, el joven egresó a los diez días de la operación. Como era un trabajador muy pobre y su formación cultural era mínima, quizás nunca se dio cuenta del desastre del que lo habían salvado un tubo de tela de material plástico y una oportuna y rápida cirugía.

La destrucción causada por la sífilis o la arterioesclerosis en los grandes vasos tiene una variedad desconcertante. No solamente daña los sectores que hemos descrito como torácicos y abdominales sino que, a veces invade una de las partes más nobles: el sitio de donde salen todas las ramas que dan vida a los riñones, a los intestinos, al hígado y al bazo. (Arterias renales (riñón), mesentérica superior –intestino– y el llamado tronco celíaco). Se encuentra así el cirujano frente a una reparación de la más alta complejidad porque tiene que extirpar toda la lesión y reemplazar un gran segmento de la aorta con un largo tubo plástico que incluya parte de la porción torácica torácica, la abdominal y todas las arterias que nacen de ella. La prótesis preparada en plena operación, con tubos apropiados en diámetro y longitud (en una sesión de sastrería improvisada) se asemeja a un árbol con sus cuatro ramas que deben ser suturadas en forma secuencial a los vasos correspondientes. Un acto quirúrgico al alcance de pocos especialistas, con una duración promedio de seis horas y que necesita los mejores recursos instrumentales y técnicos.

El Dr. Viking Olof Bjork, Jefe de Cirugía Cardiovascular del hospital afiliado al Karolinska Institute (Suecia) y creador del llamado oxigenador de discos para cirugía del corazón, se encontraba de visita en Venezuela y tuvo oportunidad de ver a nuestro equipo en acción en una de estas raras y extraordinarias operaciones. Permaneció todo el tiempo al lado nuestro, de pie, sin perder detalle del procedimiento, que finalizó felizmente. Ya fuera del quirófano, el Dr. Bjork me dijo “en mi país no tenemos esta clase de patología, pero si puedo decirle que es uno de los procedimientos quirúrgicos mas interesantes y dificiles y estresantes que he visto en mi vida”. Más tarde, recibimos una carta con expresiones elogiosas, no sólo para nuestro equipo sino para el entonces magnífico Hospital Universitario de Caracas. Es cierto que algunas de las autoridades del instituto no se habían mostrado muy entusiastas con nuestras innovaciones, pero nunca hubo una oposición radical. Al final, el Ejecutivo nombró al Dr. Antonio Parra León como su Director, de quien obtuvimos una total y valiosa ayuda.

La enferma, una de esas nodrizas que se dedican al cuido de un niño ajeno desde su más temprana edad (en este caso uno de nuestros colegas) tuvo una evolución muy buena, sin saber la cantidad de tejido plástico (dacron) que llevaba en su organismo. Cuando hablaba con ella, no podía menos que recordar el día, en Houston, cuando pasábamos revista en una sala de operados y Denton A. Cooley, el gran cirujano me dijo: "Pensar que esta persona está llena de tubos de plásticos en partes vitales. Si no fuera por el éxito que hemos tenido, con toda seguridad estaríamos todos en el manicomio o en la cárcel".

Los mejores exámenes, con los más sofisticados aparatos de altísimo costo tienen un margen de error y eso es lo que sucedió con un pobre albañil de cincuenta y tres años con diagnóstico radiológico de un tumor en el lado derecho del tórax. En busca de una mayor precisión, los radiólogos inyectaron una substancia opaca a los rayos X pero solamente vieron una aorta, de calibre normal, que descendía a todo lo largo del lado izquierdo de la pared torácica. Por lo tanto, la gran masa que se veía del lado derecho tenía que ser una malformación maligna y el enfermo fue referido al Servicio de Neumonología. (Enfermedades pulmonares). Al abrir el tórax se pudo ver un tumor de forma redonda y de unos doce centímetros de diámetro. El cirujano despegó las adherencias pulmonares y buscó el punto donde se pudieran colocar pinzas para poder proceder a su extirpación. No lo había y además, aquella formación amenazante tenía un latido muy fuerte. Con gran prudencia, procedió a cerrar la herida y el caso se llevó nuevamente a discusión. Por su posición, no podía ser un aneurisma porque la aorta desciende por el lado izquierdo, así que había que repetir los exámenes para aclarar las dudas. Nuevamente los Rayos X no revelaron problemas vasculares y el Jefe de Servicio se encargó del caso y lo reintervino personalmente. El panorama fue igual y hubo que retirarse sin completar la operación.

Se trataba de un raro enigma y se convocó una reunión de los servicios de Neumonología, Cardiología y Cirugía Cardiovascular. La posición de los expertos en radiología vascular era tajante: no podía ser un aneurisma, pero de todas formas, se refirió el caso a cirugía cardiovascular. Como en todas las actividades humanas, luego de esas reuniones donde se discutía la vida de otras personas, hay siempre conversaciones informales donde se dicen las mismas cosas, pero en otros términos más coloquiales. Por desgracia, en la actualidad, en muchas de esas conversaciones, el lenguaje ha degenerado y los comentarios están llenos de insolencias, algo que no sucedía en mi tiempo de ejercicio. Un colega y amigo, con amplia experiencia en cateterismos cardíacos y otras exploraciones, se me acercó y me dijo "creo que tu piensas que hay, de una manera u otra, una lesión de la aorta pero, si encuentras un aneurisma me tragaré un paraguas".

No había ya más que hablar y el objeto de nuestras preocupaciones fue llevado por tercera vez al quirófano. Como no se había encontrado el origen de la anormalidad en el tórax derecho, decidí abrir el lado izquierdo. Con gran sorpresa pude ver a una aorta de calibre y paredes totalmente normales, sin ninguna irregularidad pero, por lógica, tenía que haber una comunicación con el tumor, así que aislé el vaso y coloqué pinzas en su parte superior e inferior. Algunos de los presentes pensaron que esa acción no tenía sentido, que era un terrible riesgo dada la normalidad aparente de la anatomía, pero yo estaba decidido a descubrir el secreto y abrí la pared vascular. Luego de aspirar la sangre, se pudo ver que había un orificio hacia el lado derecho que medía unos cuatro centímetros de largo y que comunicaba con un gran aneurisma que, en lugar de crecer hacia adelante, lo había hecho hacia atrás, rechazando el esófago y ocupando un gran sector de la cavidad torácica derecha. No tardó en salir el contenido habitual de coágulos, fragmentos de pared vascular y trombos antiguos, pero el enigma había sido resuelto; se reemplazó la aorta con un tubo de teflón de doce centímetros de largo y dos y medio centímetros de diámetro (otro plástico de gran confiabilidad) y se cerraron las heridas en la forma acostumbrada. Lo que había sucedido estaba muy claro: el conjunto de trombos y coágulos del saco aneurismático estaba adherido a las paredes de la comunicación anormal, formando como una pared falsa que no permitió el paso del contraste, lo que engañó a los rayos X y a los observadores. Un verdadero truco erróneo de la naturaleza que la tecnología permitió corregir. La recuperación fue inmediata y el egreso tuvo lugar a los diez días. Siempre con sentido del humor, que tanto ayuda, visité a mi amigo cardiólogo hemodinamista y le regalé un paraguas.

Los cirujanos cardiovasculares venezolanos tuvimos necesidad de enfrentar una situación irrepetible: como, hasta la mitad de siglo XX no existía la posibilidad de tratar con cirugía los enfermos del corazón y de los vasos, había una gran acumulación de enfermos, antes desahuciados, pero que ahora podían ser salvados. Las referencias de la capital y del interior del país llegaban por centenares y era evidente que se necesitaba una organización diferente, una nueva entidad para la formación de especialistas y un aporte económico muy elevado. Mientras la verdad llegaba a las mentes que orientaban el presupuesto nacional, había que recurrir a donaciones privadas y a la realización de un trabajo que implicaba una entrega total para demostrar que teníamos una posibilidad de triunfo. La primera y más costosa de nuestras necesidades, para la época, era la adquisición de una máquina que ya tenía nombre propio: corazón artificial imprescindible, no solamente para intervenir sobre el corazón sino también sobre los grandes vasos.

Hablar de corazón artificial en esa época, en Venezuela, era algo así como decir que también viajaríamos a la Luna con el proyecto Apolo. Sin embargo, a pesar del total escepticismo había que buscar el dinero y allí empezó mi carrera –muy a mi pesar– de mendigo crónico ante las autoridades y amigos. Ya con varios rechazos en mi haber, pedí una entrevista con el Dr. F. Flamerich, cirujano que estaba encargado de la dirección del Hipódromo Nacional y, como dicen los ingleses *"to make a long history short"* (para hacer corta una historia larga) la fortuna me sonrió y mi estimado y respetado colega ofreció pagar el costo del aparato. Como escribí en mi libro *Memorias de un cirujano del corazón,* viajé a Cleveland, Ohio (USA) y adquirí el que se consideraba el mejor en aquellos tiempos: el fabricado por la casa Pemco que, además, tenía un pulmón artificial tipo "discos", precisamente el diseñado por nuestro amigo Viking Bjork.

Como dije antes, cuando se interrumpe el flujo de la parte de la aorta que se encuentra dentro del tórax, si transcurren cuarenta y cinco minutos, los riñones dejan de funcionar y lo más probable es que el enfermo soporte la operación solo para morir luego de insuficiencia renal o quedar parapléjico para siempre, (Parálisis de ambas extremidades inferiores). Por lo tanto, había que proteger a la función renal y a la médula espinal durante la eliminación de los aneurismas del vaso principal, casi todos de gran tamaño, de origen sifilítico o causados por la arterioesclerosis. Una vez más, la abundancia de lesiones no tratadas y el descuido derivado de la ignorancia, nos obligaron enfrentar casos tan graves que solamente pueden ser vistos en países subdesarrollados.

El examen de un hombre de treinta y nueve años de edad, fuerte y en aparentes buenas condiciones, puso de manifiesto algo difícil de creer: en el lado izquierdo de la espalda se notaba un gran abombamiento que llegaba desde la columna vertebral hasta el hombro. Tenía un latido franco que se notaba a simple vista y cuya fuerza era realmente impresionante, al colocar la mano sobre el tumor. Sin duda, se trataba de un aneurisma de la aorta pero ¿cómo había llegado a sobresalir por la espalda?. La respuesta la obtuvimos con los rayos X: la dilatación había crecido tanto que había destruido la inserción de las costillas y también parte del omoplato. Recuerdo que, al presentar las fotografías de la espalda y las radiografías del paciente en Sydney, Australia, en el Congreso Mundial de Cirugía Cardiovascular (septiembre de 1987), un murmullo de admiración e incredulidad recorrió el gran salón de conferencias.

Debido a la magnitud del problema, era evidente que no se podía contar en la rapidez quirúrgica y era necesario aplicar una técnica de circulación asistida, nueva para esa época (1959). Había que mandar sangre oxigenada a los riñones y a las extremidades inferiores, mientras estuviera pinzada la aorta. La solución lucía sencilla: se colocaría un tubo en la aurícula izquierda para extraer la sangre arterial que luego sería impulsada con la bomba-corazón artificial, hacia otro tubo insertado en una de las arterias femorales. En esa forma, la sangre arterial a presión irrigaría toda la parte media e inferior del organismo, con flujos variables de acuerdo con la tolerancia del enfermo. No era posible mantener los valores normales de coagulación porque todo el sistema se bloquearía ; por lo tanto era necesario inyectar anticoagulantes. (Heparina); un nuevo riesgo porque, en una labor que se necesitaba el auxilio de una buena coagulación, había que eliminarla mientras se realizaba la parte central de la operación. Con razón escribió el cirujano ruso N. Amosov: "quien diseñó el cuerpo humano lo hizo con la intención de jorobar a los cirujanos". (Traducción del idioma ruso del libro *A corazón abierto*).

El paciente se colocó en la mesa acostado sobre su lado derecho y se efectuó una gran incisión para abrir la parte izquierda del tórax. El enorme aneurisma ocupaba las tres cuartas partes de la cavidad pero, hacia arriba, había un segmento de la aorta que se pudo liberar para poder colocar una pinza adecuada. Se hizo una herida en el pericardio y apareció el corazón, con un latido fuerte y alentador. Se inyectó el anticoagulante y se insertó un tubo en la aurícula izquierda. La arteria femoral izquierda fue liberada y también se le introdujo una cánula. Establecidas las conexiones, se colocaron pinzas por arriba y por debajo del enorme tumor y se comenzó la irrigación artificial de la parte inferior del cuerpo con la bomba del corazón artificial. Al abrir la pared del aneurisma fue evidente la destrucción masiva de tejidos: costillas partidas, omoplato carcomido, fragmentos de pared vascular y trombos antiguos y recientes. Se extrajo todo aquel material y se prepararon los dos extremos de la aorta para poder suturar una prótesis de dacron de veintidós centímetros de largo y tres de diámetro. Terminadas las suturas, se redujo paulatinamente el flujo de la bomba y se dio paso por la prótesis. Se neutralizó la acción del anticoagulante y se cerraron las heridas del corazón y de la arteria femoral.

Con el auxilio de transfusiones de sangre, inyección de sueros y de medicamentos apropiados, se logró la estabilización de la presión arterial, se colocaron tubos de drenaje en la zona que ocupaba la lesión y se cerró el tórax.

Aquel hombre tenía una enfermedad de suma gravedad con complicaciones no informadas antes en la literatura mundial, pero había una ventaja a su favor: un corazón sano, con buen funcionamiento, que nos ayudó a que el post operatorio, algo complicado, transcurriera casi en forma normal, así que, a los quince días de la operación, pudo egresar del Hospital Universitario de Caracas y regresar a su humilde vivienda en los llanos venezolanos. Como escribí antes, este caso único causó admiración durante mi presentación en Australia, pero la reacción ante un auditorio venezolano fue bastante desconcertante.

La Sociedad Venezolana de Cirugía, en 1961, tuvo su congreso ordinario en Barcelona, Estado Anzoátegui. Presentamos nuestro trabajo con las primeras aplicaciones exitosas de las prótesis vasculares, un tema totalmente novedoso cuya importancia tomaba mayor relieve debido a la naturaleza extraordinaria de algunas de las intervenciones. Terminada nuestra exposición, se abrió el acostumbrado lapso para la preguntas. Durante unos minutos reinó silencio, hasta que uno de los cirujanos que ocupaba una posición directiva pidió la palabra. Sin la menor referencia al trabajo dijo solamente "Dr. Jaén, Ud. cometió un error porque, durante su presentación, habló de *injertos vasculares*, cuando en realidad se trata de prótesis". Eso fue todo.

Durante breves momentos, no supe como reaccionar. Después de tantas dificultades y sacrificios, esas fueron las palabras de este "científico". En el léxico quirúrgico, dominado por el idioma inglés –porque los sajones han inventado la mayoría de las nuevas técnicas– la palabra "graft" significa injerto y se aplica indistintamente a injertos y prótesis. Es cierto que es más adecuado hablar de "prótesis" cuando se menciona a reemplazos hechos con materiales extraños al organismo pero, en este caso y ante la magnitud de los adelantos presentados, era una ofensa imperdonable reducir todo el comentario a tan enorme trabajo, a una simple corrección idiomática. ¿Descortesía?, ¿brutalidad?, ¿o envidia?.

No contesté nada, pero siempre he recordado ese episodio que me mostró una de las facetas peores –y siempre presentes– en el carácter de muchos de mis compatriotas.

Aneurismas disecantes de la aorta

He mencionado antes la forma como está constituida la pared arterial con sus tres capas:la íntima, la media y la adventicia. Una buena solución para la conducción de la sangre, pero con algunas debilidades manifiestas. En su afán de jorobar (según Amosof) a los cirujanos y por diversas causas, esas capas se ulceran y rompen y la sangre, a presión, de inmediato las separa en una extensión sorprendente. Por ejemplo, si la separación –a la que se llama disección– tiene lugar cerca del corazón, toda las capas de la aorta se separan hasta llegar a las lejanas arterias femorales y sus ramas. No hay hemorragia, sino un dolor muy intenso, generalmente hacia la espalda y una alteración de la anatomía vascular que cambia las arterias hasta que toman el aspecto de una salchicha violácea.

No es una complicación frecuente, pero algunas personas ilustradas hacen su propio diagnóstico como sucedió en una oportunidad, cuando un paciente hospitalizado en un instituto privado, me llamó por teléfono y me dijo textualmente "Doctor, he estado aquí un día y me dicen que tengo un infarto del miocardio, pero pienso que están equivocados porque el dolor es intolerable. Ud me perdona, pero creo que tengo un aneurisma disecante de la aorta". Sorprendido por ese buen criterio le sugerí que egresara de esa institución y acudiera de inmediato a mi consultorio.Tenía razón y lo pasamos directamente al quirófano.

Se trataba de una disección de la aorta, cerca de su salida del corazón y el tratamiento, aunque imperfecto, consiste en aislar el gran vaso, cortarlo y unir con suturas las paredes separadas, que se ven bien diferenciadas, en la parte distal. En esa forma, se frena la disección, pero el sistema vascular por debajo de esas suturas, se tiene que dejar en una condición anormal porque es imposible reemplazarlo todo. Las capas separadas de la parte proximal, la que está cerca del corazón se dejan abiertas y se usa únicamente la más externa –la adventicia– para unirla al otro extremo y volver a restablecer la circulación. A veces, como sucedió con la persona que mencionamos antes, hay también una dilatación (aneurisma) que hay que extirpar y reemplazar la parte afectada por una prótesis plástica.

Son operaciones que salvan la vida pero, generalmente los enfermos solamente sobreviven durante unos siete años. Nuestro amigo, mencionado antes, tuvo más suerte. Ocho años después me hizo una llamada desde Houston, Texas:

"Doctor, estaba de viaje en los Estados Unidos y sentí un dolor parecido al que tuve cuando Ud. me operó. En el hospital me dijeron que la aorta se había disecado más en la parte inferior del cuerpo. Me operó el Dr. Stanley Crawford (uno de los más importantes en el mundo) y me encuentro bien. Me dijeron que le mandarían el informe". Efectivamente, a los pocos días llegó un resumen de la historia clínica. Los cirujanos habían tenido que hacer un magnífico y raro trabajo: habían unido una prótesis nueva a la que yo le había colocado y habían reconstruido el sistema de las arterias ilíacas y femorales, también con tubos de dacron.

Aquel operado se acercaba más a la idea que una ingenua persona, de 75 años de edad, tenía de los progresos de la cirugía vascular. Asistió a mi consulta y al preguntarle los motivos de su visita me dijo "Doctor, he leído que es posible reemplazar las arterias viejas y enfermas por tubos de material plástico. Pienso que las mías deben estar dañadas y quiero pedirle que me las cambie todas".

A pesar de la opinión de mi esperanzado paciente, algunas veces esos vasos sanguíneos ofrecen una resistencia a la enfermedad que desafía todos los pronósticos. En aquel octubre de 1981 ingresó al Centro Médico de Caracas, un hombre de cincuenta y ocho años, en estado agónico. Una rápida radiografía del tórax reveló grandes alteraciones de la anatomía que nos hicieron pensar de inmediato en un aneurisma disecante de la aorta ascendente, es decir de la que se encuentra inmediatamente por encima del corazón y de la que salen las arterias que transportan la sangre que llega al cerebro y a todo el organismo. No había tiempo de realizar más exámenes y se abrió el tórax con una herida a través del esternón. Un gran tumor violáceo cubría la parte superior del corazón y no era posible ver su comienzo o su terminación. Se colocó una cánula en la aurícula derecha, otra en la arteria femoral del mismo lado y se comenzó la circulación y respiración artificiales con la máquina de circulación extracorpórea.

Se liberó la aorta y se colocó una pinza por debajo de la salida de las arterias cerebrales (carótidas). Al abrir el enorme vaso se comprobó la separación total de las tres capas de la pared, lo que hacía que hubiera dos salidas superpuestas hacia todos los miembros y vísceras, con probable disección de todos las arterias que las nutrían. En principio, la situación era tan grave que podía considerarse el caso como irremediable. Sin embargo, se decidió hacer una cirugía necesariamente paliativa, se seccionó completamente la aorta y se suturaron, para frenar la disección, unas con otras las capas desprendidas de la parte distal. El cabo cercano al corazón se dejó con sus capas separadas porque, si las hubiéramos aproximado, la presión hubiera provocado un estallido mortal con hemorragia fulminante.

Gracias a los cuidados intensivos, el enfermo se mantuvo estable y pudo ser trasladado a su habitación. Las radiografías de control de tórax y abdomen mostraron algo realmente increíble: la aorta y todas sus ramas estaban totalmente disecadas hasta los miembros inferiores y todo su trayecto estaba lleno de aneurismas de tamaño variable: de ocho cms. de diámetro, de seis centímetros, de tres centímetros; de todos los tamaños. No había un solo sitio de calibre normal. Era una situación totalmente nueva y desconocida y el grupo de especialistas concluyó que la muerte por hemorragia o por oclusión (trombosis) de aquella serie de tumores, no tardaría en llegar. Sin embargo, a los doce días pudo egresar y nos manifestó que, debido al amor por su tierra y a la gravedad de su enfermedad, viajaría a la Isla de Margarita para pasar allí sus últimos días. Al año de la intervención, recibí su primera llamada telefónica. Ninguno de nosotros podía creer que aún estuviera con vida pero, con el paso del tiempo, sus periódicas informaciones eran cada vez más optimistas y hasta nos hacía bromas sobre nuestros vaticinios. En el mes de febrero del año 2013, treinta y un años después de aquel "desastre vascular" me dijo "Doctor, tengo 31 años de operado y 89 de edad. Le gané". (Se refería tanto a nuestro pronóstico como a que también me sobrepasaba en edad). Realmente, una de las derrotas más gratas de mi vida profesional.

Sin embargo, bajo el punto de vista científico el misterio sigue ¿cómo pudo aquella aorta en la peor condición que hemos visto, reconstruir parcialmente sus paredes y conservar el vital flujo a todo el organismo a pesar de que en el trayecto solo se veían irregularidades y aneurismas? Es indudable que las condiciones de esas estructuras deben ser pésimas pero, de una forma u otra, cumplieron su papel para preservar una vida a pesar de lo ínfimo de las posibilidades.

II

Cirugía del corazón

Hasta mediados del siglo XX, hablar de intervenir sobre el corazón era casi un signo de locura. Los grandes cirujanos de la época, especialmente los de la escuela europea, eran totalmente opuestos, con frases como la del maestro prusiano Theodore Billroth, en 1883 "quien se atreva a operar el corazón perderá para siempre el respeto de sus colegas" o la opinión del médico británico Sir Stephen Paget "el corazón nunca será operado con éxito". Sin embargo, siempre hay audaces. Doce años después, Louis Rehn, de Frankfurt, suturó una herida del ventrículo derecho y más tarde, Elliot Cuttler, el 2 de junio de 1923, introdujo una cuchilla especial por la pared del ventrículo izquierdo y abrió la válvula mitral de un enfermo reumático, que se encontraba ocluida. La persona sobrevivió pero los seis nuevos intentos del mismo especialista terminaron en igual número de muertes. A pesar del rechazo general, el cirujano inglés Henry Souttar, el 6 de mayo de 1925, introdujo el dedo en la aurícula izquierda de un paciente con estrechez de la válvula mitral y logró abrirla un poco. Las críticas, a pesar del éxito, fueron destructivas y nunca intentó repetir el tratamiento.

Durante la Segunda Guerra Mundial, Dwight Harken pudo cerrar varias heridas externas del corazón y la idea de una cirugía "formal" fue tomando cuerpo. La historia del primer caso exitoso de tratamiento de una estrechez mitral, (con la misma técnica usada por Souttar) realizado por Charles P. Bailey en Filadelfia (USA) en 1948, demuestra la dedicación y tenacidad –casi la obsesión– de algunos cirujanos por romper una barrera que parecía infranqueable. Bailey tenía licencia para actuar en tres hospitales, pero ya había tenido dos fracasos y se le advirtió que si había otra muerte en sus intentos de operar el corazón, se le suspendería la licencia. Concibió un plan desesperado: pidió cupo para operar a tres pacientes, uno en cada hospital, con intervalos de una hora. Por desgracia, los dos primeros fallecieron en la mesa operatoria y le quedaba una sola oportunidad. Se trasladó a toda velocidad al tercer instituto y operó al enfermo antes de que llegara la orden de expulsión. La paciente, una mujer de unos treinta años, sobrevivió, hubo un gran escándalo en el medio hospitalario pero Bailey, un hombre rebelde, de carácter errático (lo tildaban de *"loose cannon"*; "cañón desbocado") siguió adelante y a la semana de la intervención presentó a la paciente en el Congreso del American College of Surgeons.

No hay que decir que esta conducta fue muy criticada pero, en cierta forma, demostró que nuevos métodos eran factibles. Durante la misma época, Walton Lillehei realizó las primeras correcciones de defectos congénitos del corazón "a cielo abierto" y utilizó a los padres de los niños, usándolos –con un sistema muy complicado de conexiones– como corazones-pulmones auxiliares (1954). Tuvo algunos éxitos pero la técnica era muy difícil y ponía en peligro la vida de padres e hijos. Había que desarrollar otro sistema y en eso trabajaba, en los laboratorios experimentales, John Gibbon desde hacía muchos años.Finalmente, en 1953, presentó una máquina que podía suplir las funciones del corazón y de los pulmones por períodos hasta de una hora e intervino con éxito a una niña de doce años, que había nacido con un orificio anormal entre las dos aurículas. Basado en esa curación, la primera en el mundo donde se había empleado una circulación-oxigenación totalmente artificial, operó a tres pacientes pero todos fallecieron. Era un hombre muy sensible y decidió su inmediato retiro de la profesión No volvió a operar.

Toda la colectividad médica y en general, la población mundial, seguía con gran interés estos acontecimientos, nada extraño porque el ser humano siempre ha asociado el corazón –una bomba aspirante-impelente formada por músculos– con algunos sentimientos con los que no tiene ninguna relación: amor, valor personal, honradez, etc. Para muchos, como hemos dicho antes, su abordaje era el último escalón de la ciencia médica y hasta una acción negativa contra la sociedad y sus principios. Por fortuna otros científicos tuvieron lo que se llamó "el valor de fracasar" y la investigación continuó. El aparato de Gibbon era eficiente pero muy grande y complicado. La solución al problema llegó, como en tantas otras ocasiones, con la aplicación de una idea sencilla: "¿qué es lo que queremos?". "Si es un aparato que oxigene la sangre y la impulse, pues pongamos a la sangre en contacto con el oxígeno y desarrollemos una bomba que no *muela* los glóbulos rojos y sea capaz de llevar esa sangre a todo el organismo". Los experimentos de Lillehei probaron que, para mantener la vida, bastaba con bombear treinta y cinco centímetros cúbicos de sangre arterial, por minuto y por kilogramo de peso, así que no había que usar grandes flujos.Quedaba todavía el problema de las burbujas que se formaban con el aporte directo de oxígeno en la sangre y que podrían producir graves embolias gaseosas. Un joven asistente, Richard De Wall fabricó un depósito de plástico en forma de helix y así logró que las burbujas salieran por la parte superior y no se acumularan en la sangre que se inyectaba a presión. Además preparó tubos especiales de plástico cuyas paredes no dañaran los elementos sanguíneos. Había nacido el oxigenador Lillehei-De Wall. Con respecto a la bomba, se usaría una diseñada por Michael de Bakey para transfusiones. Este conjunto de aparatos, "sencillo" en apariencia, unido a la habilidad manual y rapidez de algunos especialistas, abrió la puerta para miles de operaciones con un riesgo aceptable.

En esa época fue una constante que los cirujanos vasculares se interesaran en la cirugía cardíaca. En nuestro caso no teníamos nada para comenzar: ni sitios especiales de hospitalización, ni equipos, ni personal. Solamente contábamos con la comprensión y el deseo de progreso de nuestro jefe en el Servicio de Cirugía No. 3 en el Hospital Universitario de Caracas, el Dr. Hermógenes Rivero. Luego de obtener la donación de la máquina corazón-pulmón artificial, era necesario viajar al sitio donde la fabricaban y usaban: la ciudad de Cleveland, Estado de Ohio, USA.

Había ya una moderada experiencia mundial con la cirugía "a corazón abierto" y los aparatos habían evolucionado; eran mejores y más complejos. El nuestro, en lugar de un depósito de plástico, tenía uno de forma cilíndrica de acero y vidrio, donde drenaba la sangre venosa del enfermo. La oxigenación se llevaba a cabo al hacer girar unos setenta discos de acero dentro del mencionado cilindro, lleno parcialmente de sangre, que luego era impulsada hacia el organismo con una bomba, En síntesis: la sangre venosa salía del corazón del paciente por medio de una cánula y por un circuito de tubos, llegaba al cilindro, donde se oxigenaba y era luego reintegrada al cuerpo por medio de otra cánula en la arteria femoral. Se disponía también de un aparato que servía para bajar la temperatura del enfermo, una ayuda muy importante porque el organismo tolera mejor la falta de oxígeno cuando se llega a reducirla desde los 37 grados C. a 30 grados o aún menos. Mientras más enfriamiento hay mayor protección cerebral y visceral.

Luego de muchas gestiones, en octubre de 1961, logramos que las autoridades del Hospital Universitario accedieran a preparar un quirófano para nuestro primer ensayo en humanos del flamante aparato llegado de Cleveland. Ellos no lo sabían, pero nos las habíamos ingeniado para probarlo en perros en una sección poco visitada del enorme piso de quirófanos. Menos mal que pudimos realizar varios experimentos antes de que se descubriera el cadáver de un perro en las cavas del hospital, con el escándalo consiguiente. Durante la permanencia en Cleveland habíamos presenciado varias operaciones, con ese equipo, en el Hospital St. Vincent, bajo la dirección del famoso cirujano Earle Kay. Como siempre, en aquella ocasión se puso de relieve la educación y sentido de la docencia de aquellos norteamericanos, consagrados por sus altos conocimientos y eficiencia, pero siempre caballerosos y dispuestos a ayudar a sus colegas. De allí nuestro agradecimiento, admiración y amistad con muchos de ellos.

Luego de nuestras observaciones en Cleveland y los ensayos experimentales, consideré que era factible usar el aparato corazón-pulmón artificial para el tratamiento de un defecto cardíaco congénito: una comunicación entre las dos aurículas en un niño de 14 años que ya presentaba lesiones pulmonares consecutivas a esa anormalidad. No teníamos aún un equipo formado por personal especializado y algunos de los más competentes habían viajado a Houston para cursos de perfeccionamiento, entre ellos el joven y hábil cirujano Victor Grossmann-Siegert y la doctora Hilda Velarde, quien más tarde fue Jefe de la Sección de Circulación Extracorpórea y tomó parte en más de seis mil operaciones "a corazón abierto".

Era necesario comenzar y concebí un plan que le pudiera dar la mayor garantía a nuestro paciente. Me entrevisté con mi amigo Gustavo García Galindo, uno de los mejores cirujanos del tórax del país y le pedí que operara el caso. Aunque tenía una marcada preferencia por la cirugía pulmonar, poseía una larga experiencia en cirugía torácica y era Profesor Titular Jefe de la Cátedra de Neumonología. Hablamos largamente de mis conocimientos adquiridos sobre el funcionamiento de la máquina que habíamos adquirido en USA y le expresé que me sentía capacitado para prepararla y dirigir la circulación extracorpórea. Su aceptación me llenó de entusiasmo...y de temor.

En efecto, las bombas de la máquina no eran absolutamente perfectas y "molían" (aún lo hacen) todos los elementos sanguíneos, en especial los glóbulos rojos que, al fragmentarse, producían el fenómeno que se conoce con el nombre de hemólisis. Es muy fácil de diagnosticar: la orina toma un color rojo y además de la disminución de los glóbulos rojos en la sangre, por el trauma, los residuos de esa destrucción pueden causar un bloqueo de la función renal, la temida insuficiencia renal aguda, que tiene una altísima mortalidad.En la preparación de la máquina, había que lavar cuidadosamente las decenas de discos, uno por uno, protegerlos con silicón y evitar que quedara en ellos el menor resto de jabón, otro factor importante en la producción de hemólisis. Fue un hecho inédito ver, el día antes de la operación, a cirujanos, anestesiólogos, enfermeras y otros voluntarios, agrupados en el salón de lavado instrumental, trabajando arduamente para armar el complejo aparato.Además, se debían mantener niveles de sangre adecuados en el oxigenador y en la tubería, porque un problema irremediable tendría lugar si se permitía su inundación con sangre venosa o si fallaba el aporte de sangre arterial, con la consiguiente entrada de aire en el sistema y la muerte por embolia gaseosa.

Dejé todo listo y regresé tarde, en la noche, a mi casa. Durante el camino surgieron los inevitables "segundos pensamientos" (*"second thoughts"*) y comencé –como hace la mayoría de los cirujanos en el mundo– un proceso de auto interrogación no exento de angustia. Es cierto que el niño tenía un defecto que, a largo plazo, le causaría graves daños pulmonares y una muerte prematura pero… podía sobrevivir quizás 20 años más, algo muy diferente al fallecimiento inmediato y en la mesa quirúrgica si cometíamos un error. No era el momento de dramatizar con exceso una grave situación, pero había que reflexionar y la primera pregunta era obvia "¿estás realmente preparado para dirigir la circulación extracorpórea?. Te pareció fácil, pero recuerda que el primer defecto de los ignorantes e inmaduros es creer que todos los procedimientos son sencillos". Ya Platón lo afirmaba en sus diálogos: "¿quienes son los culpables de todos los males? ¿Aquellos que saben?.No, esos no son: ¿o serán aquellos que no saben? No, esos tampoco son. Los culpables son los que creen saber y no saben".¿Estaría yo en esa funesta tercera categoría?.

Mi familia es de religión católica pero nunca, en mi edad adulta, he sido un practicante y más bien, ante las inmensas incógnitas de origen del Universo y de la vida, soy un agnóstico. El problema es que agnóstico, ateo o musulmán, cuando el ser humano está en una situación gravísima siempre pide ayuda y ve hacia el cielo. También lo hice y rogué que al día siguiente no rompiera el Juramento Hipocrático "primum non nocere". (Primero, no hacer daño). En algunos libros, muy pocos, escritos por cirujanos cardiovasculares, se pueden leer numerosas páginas llenas de estos pensamientos y no pocos reconocimientos de culpabilidad. Es cierto, hay motivos para redactar centenares de ellas con estos temas, pero siempre llega el momento de la verdad: o actúas o te retiras. Si se quiere ser un especialista en este ramo, se reconoce y acepta la responsabilidad o se deja de operar.

A pesar de que, en aquella época, no se disponía de los numerosos y muy útiles aparatos de control electrónico que vigilan hoy los signos vitales del paciente, el ambiente de un quirófano donde se realizaba una cirugía del corazón era impresionante: dos lámparas enormes colgaban del centro del techo, justo sobre la mesa operatoria; al lado derecho del paciente la imponente máquina corazón-pulmón con su personal: un perfusor jefe y dos ayudantes; en la cabecera, el anestesiólogo con su asistente; un poco más hacia los pies del enfermo, el cirujano (con una poderosa lámpara frontal y unos anteojos de aumento) y sus dos ayudantes; la enfermera instrumentista, subida en un banco, frente a su mesa, estaba aún más hacia abajo y además, había dos o tres enfermeras circulantes que ayudarían con las transfusiones, los sueros, la búsqueda de exámenes, de radiografías, etc. Es muy posible que también se encontraran allí dos o tres cirujanos visitantes que habían acudido a presenciar el acto quirúrgico y en los grandes hospitales docentes, como el Universitario de Caracas, el techo es de vidrio y existen asientos especiales para que los alumnos puedan ver el desarrollo de los acontecimientos.

Hasta hace poco tiempo, aún en Venezuela, el silencio era sepulcral y solamente se oía de vez en cuando la voz del cirujano solicitando un instrumento. Creo que esa es la conducta correcta y estoy opuesto al uso de "ambientes musicales"; a tertulias inútiles que contaminan el ambiente y, peor aún, al uso de teléfonos celulares que distraen la atención y son causa de graves problemas. Por fortuna, durante mi ejercicio profesional esas pésimas costumbres no eran aún la regla y menos acompañar el trabajo con insultos e insolencias, tan de moda en la actualidad. Se exigía respeto y claridad en las órdenes. En una ocasión, estaba de visita en Venezuela el Dr. John Kirklin, pionero de la cirugía cardíaca infantil, y el cirujano de turno se dirigió al equipo de la máquina corazón-pulmón con frases ininteligibles y con volumen muy bajo, como era su costumbre. La reacción fue inmediata "Doctor, perdone, no creo que el equipo de perfusión tenga las características auditivas de los perros. Hable fuerte y claro". Por venir de un cirujano visitante, era una recriminación severa, pero el afectado guardó discreto silencio.

El aire acondicionado en los pabellones de cirugía no es un lujo sino una necesidad. En un ambiente limitado, con muchas personas presentes, la temperatura sube a límites intolerables, tanto por la incomodidad a la que somete a un personal que debe usar varias prendas de vestir, para no contaminar el campo quirúrgico, como para los enfermos, cuya oportunidad de contraer una infección mortal aumenta con la sudoración propia y de los presentes. En este sentido, Venezuela es un país afortunado porque, en general, sus habitantes toman un baño diario y el porcentaje de infecciones es relativamente bajo, pero en otras latitudes, donde es costumbre solamente un aseo general semanal, la contaminación es severa y la complicaciones frecuentes. Sin embargo, la ventaja mencionada se ve opacada en nuestro medio por las numerosas fallas del fluido eléctrico y no era raro vernos, en frente de un corazón abierto, con una toalla amarrada alrededor del cráneo para que las gotas de sudor no cayeran en pleno ventrículo abierto.

El anestesiólogo nos indicó que se podía proceder y García Galindo abrió el lado derecho del tórax. Se inyectó el anticoagulante (heparina) y se colocaron los tubos de drenaje venoso en la aurícula derecha y el de infusión arterial en la femoral. El momento había llegado para llenar parcialmente (cebar) el pulmón artificial con tres litros de sangre pero, para nuestra sorpresa y preocupación no se habían conseguido sino dos litros y era preciso llegar al nivel adecuado. Ya no podíamos retroceder y se me ocurrió una solución: si el enfermo podía recibir sueros, sin problemas ¿porqué no era posible inyectar un litro de suero fisiológico al oxigenador y así llegar al nivel? No parecía ilógico y no había razones para pensar que podía provocar daños. Procedí de inmediato, se soltaron las pinzas que impedían la salida de la sangre venosa de la aurícula que, luego de ser oxigenada artificialmente en el cilindro de vidrio, con sus discos, la bomba inyectaría a presión por la arteria femoral. Establecí un flujo de un mil trescientos cc de sangre por minuto, (el niño pesaba treinta y seis Kgs) pude mantener el nivel y recordé las palabras de Denton Cooley "Ruben, yo no soy un científico puro que pueda analizar todas las consecuencias de la circulación-oxigenación artificial, pero de algo estoy seguro: trabaja rápido antes que ese aparato termine de matar a esa persona que mantenemos en agonía prolongada y controlada, mientras la operamos". Nadie antes había usado suero para "cebar" oxigenadores y yo, sin saberlo, había aplicado una técnica nueva que, más tarde se conoció con el nombre de "hemodilución" y dio fama y prestigio a su divulgador, el Dr. Nazih Zuhdi. En aquel tiempo no le concedí importancia a mi modificación y no la incluí en nuestros trabajos.

No soy propenso a usar las palabras "fortuna" o "suerte". De hecho, durante un día de pesca, un amigo le dijo a un visitante japonés "le deseo suerte". La respuesta fue desconcertante: "¿suerte?. ¿Qué significa esa palabra?". Luego, nuestro invitado nos explicó que esa expresión no existía en su idioma, porque el éxito solamente se obtenía con trabajo. A pesar de esa creencia, de uno de los pueblos más exitosos del mundo –con un comportamiento a veces errático– pienso que algo parecido a la buena fortuna funcionó en nuestra primera operación "a corazón abierto". El defecto fue corregido, se cerraron la pared del corazón, los orificios de las cánulas y el tórax y la evolución fue excelente. Nuestro grupo universitario había iniciado una actividad que, desde ese año 1961, no se interrumpió nunca a pesar de las dificultades. Se podrá decir que fue un caso "sencillo" y que el hábil cirujano lo solucionó en 20 minutos, pero hay que pensar también en las terribles consecuencias de un fracaso: la pérdida de la vida de un niño y el retraso, con toda probabilidad muy prolongado, del progreso en nuestra difícil y nueva especialidad. De ese momento en adelante, nunca más manejé un corazón artificial y, con la colaboración invalorable de un personal ya preparado con cursos de especialización, las operaciones se multiplicaron y se llegó a un nivel científico extraordinario. Basta decir –como lo cito en mi libro *Memorias de un Cirujano del Corazón*– que, en 1963, le implantamos con éxito una válvula aórtica artificial a un paciente que, luego de consultar con el Ministerio de Salud de la URSS, se le recomendó no hacer el viaje a Moscú, porque en aquel país no tenían la experiencia suficiente con ese tipo de operaciones. (Véase Anexo 1).

El éxito no se perdona y aquí no hubo excepción. Los obstáculos fueron grandes y del más diverso origen, pero es muy difícil luchar con la voluntad de trabajo y la tenacidad. La cirugía cardíaca se hizo común, se logró la fundación de la Cátedra de Cirugía Cardiovascular en enero de 1968, se formaron nuevos cirujanos venezolanos y entre los miles de casos intervenidos surgieron algunos cuya rareza y dificultad los hacen merecedores de figurar en este trabajo. Es importante destacar que estas actividades no obedecían a órdenes o planes de autoridades superiores y que la mayoría de las intervenciones eran totalmente gratuitas y se llevaban a cabo en los hospitales del Estado. Las personas con recursos económicos y con enfermedades de esta naturaleza, simplemente viajaban a los institutos acreditados del exterior.

La llamada urgente llegó a las 4 de la tarde. Una ambulancia estaba en camino hacia el Hospital Universitario con una joven, herida en el corazón. Sabíamos que si estaba aún con vida se debía a la formación rápida de coágulos dentro del pericardio, la membrana que envuelve al corazón. Al llenarse bruscamente con la sangre que brota de la herida y si el instrumento empleado por el asesino es de calibre pequeño o mediano, uno de esos coágulos puede servir de tapón y evitar la muerte por un tiempo limitado. Si la hemorragia sigue, la presión puede provocar un paro irreversible o un estallido del pericardio que provoca una muerte inmediata. De acuerdo con esa experiencia, procedimos a preparar el corazón-pulmón artificial. Se trataba de una mujer de unos diecinueve años de edad, mortalmente pálida, sin pulso ni tensión arterial. Se llevó directamente al quirófano y se abrió el tórax con una incisión que permitió el corte longitudinal total del esternón, con una sierra especial. Tal como habíamos previsto, el pericardio estaba con una enorme distensión y todo el conjunto tenía un fuerte color rojo obscuro. Si se abría la membrana pericárdica sin tomar precauciones, la muerte por hemorragia sería instantánea, así que establecimos la circulación artificial colocando cánulas en la vena y la arteria femorales. Se hizo una incisión en el pericardio y se aspiró una gran cantidad de sangre, lo que permitió identificar un orificio de aproximadamente un centímetro de diámetro en la pared del ventrículo derecho. Se colocó un dedo sobre esa herida y se ordenó una transfusión de sangre de unos dos litros para estabilizar la paciente y poder tratar la lesión. El corazón comenzó a latir con fuerza moderada y sentimos un soplo en su parte superior, donde nacen la arteria pulmonar y la aorta. Sin duda, el cuchillo había cortado la pared que hay entre los dos ventrículos y también había rozado la válvula aórtica. No era suficiente cerrar la herida del ventrículo derecho, sino que era necesario abrir la pared y reparar las estructuras internas dañadas. Como se trataba de un corazón sano, al restablecer el volumen sanguíneo, el latido se hizo cada vez más fuerte y el peligro de hemorragia mayor. Se aplicó entonces una técnica desarrollada por mi amigo Donald B. Effler, Jefe del Departamento de Cirugía de la Cleveland Clinic (Ohio. USA) en el año 1957: cuando el movimiento del corazón hacía imposible la parte central de la operación, Effler ideó inyectar cloruro de potasio para detenerlo, un hecho dramático pero tolerable por el enfermo porque sus funciones circulatorias y respiratorias estaban a cargo de la maravillosa máquina. Terminado el procedimiento, el "lavado" de la sangre por el aparato era suficiente para restablecer las contracciones del músculo cardíaco,

Con el corazón detenido se abrió la pared del ventrículo derecho y se logró ver que en la parte superior del tabique muscular que divide los dos ventrículos, había una herida de unos dos centímetros causada por un instrumento cortante que, por milímetros no había seccionado la base donde están las válvulas aórtica y pulmonar. Se preparó un parche de material plástico y se lo fijó con suturas para ocluir dicha herida. Luego se procedió a cerrar la incisión que se había hecho en la pared del ventrículo y se incluyó en la sutura la herida causante de toda aquella situación. Se cerró el tórax y la paciente fue llevada a terapia intensiva. A las cuatro horas fue necesario abrir nuevamente el esternón para revisar la cavidad torácica y extraer la sangre y coágulos residuales. A partir de ese momento, no hubo más complicaciones y a los tres días estaba en una cama de la sala general.

Durante la convalecencia tuve oportunidad de hablar con ella y me refirió los detalles del atentado que había sufrido. Se encontraba en una acera, esperando la llegada del autobús, cuando vio que su novio –con el que había tenido un disgusto reciente– se acercaba. Le abrió los brazos pensando en una reconciliación, pero el hombre corrió hacia ella y le dio un golpe en el pecho. No sintió mucho dolor y caminó hacia la esquina. Según su relato, a los pocos pasos, experimentó un mareo y sintió "como si todas las casas fueran de goma y se voltearan hacia la calle". Perdió el conocimiento, pero no sin ver antes la entrada de un túnel negro, de donde salía una luz brillante. La verdad era que el "novio" le había dado una puñalada con un grueso punzón de picar hielo.

Su próximo contacto con la realidad fue cuando despertó de la anestesia en la sala de terapia intensiva. La evolución durante diez días fue muy satisfactoria y fui a despedirme de ella cuando supe que iba a egresar. Luego del saludo me dijo "Yo no se lo había dicho antes, pero estoy muy disgustada con Ud. porque me operó mal. Por las enfermeras y por las personas que estaban en terapia supe que me había tenido que abrir otra vez y eso por poco, me mata". No contesté a esa observación y me limité a desearle una existencia feliz. No tenía tiempo ni estaba de ánimo para explicarle que, como es necesario inyectar anticoagulantes para poder usar el corazón artificial, un pequeño porcentaje de operados necesita de una reintervención. A pesar de que había que tomar en cuenta una cultura necesariamente muy limitada, me pareció insólito que esta joven no supiera que estuvo al borde de la muerte y que no diera, aunque fuera un pequeño valor, al esfuerzo institucional, científico y humano que le había salvado la vida. Con razón decía Winston Churchill que la democracia, con sus votaciones generales y no selectivas, era un sistema pésimo... pero el mejor disponible.

Aunque el Hospital Universitario de Caracas no es una institución destinada a emergencias, los colegas de la capital y del interior del país tenían la tendencia a enviar allí a los casos más graves porque sabían que se disponía de los más modernos recursos y se contaba con la colaboración de los más destacados especialistas en las diversas ramas de la cirugía. En uno de esas raras situaciones propias de Venezuela, los profesores no teníamos obligación de atender emergencias, pero la inmensa mayoría no tomaba en cuenta esos detalles legales y colaboraba día y noche con el mejor deseo de servicio. Por eso, algunos pudimos intervenir sobre pacientes con problemas muy graves que, con mucha probabilidad, hubieran perdido la vida en otras instituciones menos preparadas. En esos días escribí para el diario "El Nacional" un artículo bajo el título de "El Gigante Híbrido" donde describía nuestras absurdas condiciones de trabajo. El Hospital Universitario era un instituto autónomo...pero sus fondos de sostenimiento provenían del Ministerio de Sanidad y Asistencia Social y los salarios de los profesores eran pagados por la Universidad Central de Venezuela, también "autónoma". En esa forma, un profesor de cirugía "a tiempo completo" (6 horas diarias) podía, en teoría, retirarse de una intervención quirúrgica a la

1 pm,, por ejemplo, porque ya había cumplido su horario; una conducta irracional que nadie aplicaba, sino que se seguía en la labor operatoria hasta el final y se permanecía en el instituto, después, para vigilar el post operatorio inmediato. No hay que decir que los problemas con este sistema se multiplicaban porque el Director del hospital no tenía poder de mando sobre el personal profesoral y no había forma legal de controlarlo. Por fortuna había, y aún creo que hay, buena voluntad de parte de los médicos porque, de otra manera, nos encontraríamos en un caos inmanejable.

Todos los profesionales sabían que gran parte de su trabajo se hacía por mantener una labor humanitaria que, al mismo tiempo, beneficiaba a la ciencia y a la docencia. Por eso, nadie preguntó ni reclamó cuando una madrugada se convocó al equipo para operar a otra herida del corazón. Esta vez había soportado el viaje desde el Estado Lara, unos 300 Kms., pero su condición era terminal. El corazón-pulmón se preparó en tiempo récord y, luego de la colocación de las cánulas de drenaje venoso y perfusión arterial, se pudo abrir el tórax y llegar hasta el sitio de la herida, causada con un cuchillo, en la pared del ventrículo derecho, pero esta vez la situación era peor porque el puñal había atravesado el tabique entre los dos ventrículos y de paso había lesionado gravemente a la válvula tricúspide, la que separa la aurícula derecha del ventrículo derecho y es factor de extrema importancia para la circulación pulmonar.

Se provocó un paro cardíaco con cloruro de potasio y se evaluó la condición de la válvula mencionada que presentaba, también, cortes que hacían imposible su reparación. Se decidió implantarle una nueva, hecha de titanio y tela plástica, que se fijó al anillo valvular con múltiples suturas. Debido a las muchas lesiones, con toda seguridad se necesitaría más tiempo de trabajo con el corazón abierto y detenido, por lo que usó otro recurso: bajar la temperatura de la sangre que se hizo circular por un intercambiador de calor (una especie de pequeño radiador) que se conecta a los tubos del corazón artificial. Con la temperatura corporal en 26 grados centígrados era posible reconstruir los tejidos, sin peligrosos apuros. De hecho, es posible detener la máquina corazón-pulmón totalmente y hacer la intervención como si fuera en un cadáver. Al final, se restablece la temperatura normal, se reactiva el corazón y la persona sobrevive sin secuelas en la mayoría de los casos.Terminada la parte central de la operación, el corazón comenzó con la serie de contracciones no efectivas y espasmódicas que se conocen con el nombre de fibrilación ventricular, una condición que puede revertir en forma espontánea o necesitar de un shock eléctrico aplicado con un aparato especial. A veces, para desesperación de los cirujanos, no hay una reacción positiva y es necesario aplicar múltiples golpes de corriente hasta obtener buenos resultados o desgraciadamente rendirse ante la evidencia de una situación mortal. En esta ocasión, hubo recuperación del ritmo normal y se procedió al recalentamiento del organismo hasta alcanzar los 37 grados centígrados. Finalmente, se suturó la herida entre los dos ventrículos y también la causada por el criminal en la pared muscular. Como se trataba de un hombre de treinta y dos años, fuerte y con buen músculo cardíaco, la evolución fue rápida y se pudo dar de alta a los nueve días.

Había sido víctima de una venganza, el ataque fue brusco y en una emboscada. Su relato tuvo mucha semejanza con lo referido por nuestra "agradecida" paciente. No sintió dolor pero, cuando caía, experimentó la misma sensación de hundimiento de la calle y de las casas. No podía faltar la visión del túnel iluminado, que refiere la mayoría de quienes han estado al borde la muerte y que se ha tratado de explicar de diversas maneras. Luego de varias experiencias similares, pienso que la aparición de la luz muy brillante se debe a la inminencia de la muerte de las células cerebrales. En otras palabras, cuando la falta de oxígeno es crítica se produce una especie de circuito que provoca un destello consecutivo a una falla de la función celular.Este fenómeno no se observa únicamente en el caso de accidentes con amenaza de muerte súbita, sino que es muy probable que la mayoría de las personas lo experimenten en los últimos segundos de vida.

En una oportunidad, los médicos de la ciudad de Acarigua, Estado Portuguesa, nos enviaron un enfermo con una lesión gravísima de la válvula aórtica, casi destruida por una infección (endocarditis). Ya la familia había preparado la fosa para el entierro pero, como último recurso, alquilaron un avión que lo trajo al Hospital Universitario. En una operación de extrema urgencia, se logró cambiar la válvula enferma por otra artificial, durante un paro cardíaco controlado durante una hora y así se obtuvo la restauración de la función cardíaca a la normalidad.La implantación de estos instrumentos es un ejercicio de paciencia, porque el "órgano" de reemplazo tiene una forma redonda, con una banda de tela plástica donde pueden penetrar las agujas y que sirve para colocar docenas de puntos separados que sirven para unir los tejidos con la nueva válvula. Al final hay muchos hilos en el campo quirúrgico, que hay que anudar con sumo cuidado porque una ruptura o un enredo altera la secuencia de la operación, el tiempo pasa y si no se actúa con calma y frialdad, el tejido cardíaco muere por falta de oxígeno y el corazón no vuelve a latir. Además las suturas tienen que ser fuertes y bien colocadas porque debemos recordar que el corazón tiene unos cuarenta millones de latidos por año.

La evolución fue muy buena y permitió su egreso a los 10 días,. Nos hicimos amigos y me describió los momentos finales de su enfermedad, en la capital del Estado Portuguesa cuando, sin pulso palpable ni tensión arterial, podía oír a los visitantes discutiendo los detalles de su entierro y de la ubicación de su tumba. Varias veces los enfermos que han pasado por momentos terminales me han referido algo similar y por eso los que rodean a una persona, en aparente agonía, deben tener mucho cuidado en sus conversaciones. Durante el viaje aéreo perdió el conocimiento varias veces y pudo ver los siempre presentes túneles y luces. Se trataba de una excelente persona, de origen español, que había hecho fortuna como agricultor, luego de formar parte de la inmigración europea que tuvo lugar durante el gobierno de Marcos Pérez Giménez. Lo visité en su hacienda varias veces y siempre me hacía blanco de bromas porque, según él, nos había robado porque habíamos operado a un rico en un hospital público y no había pagado ni un centavo.. Es posible que no me creyera, pero en esos tiempos, muchos profesionales no tenían como objetivo final el dinero y nuestra mayor compensación era verlo con vida, además de que se había transformado en un monumento ambulante a nuestro éxito científico. En una ocasión, un grupo de especialistas nos encontrábamos en Río de Janeiro, Brasil, con motivo de un congreso médico, alojados en el hotel Copacabana. Cuando, a los siete días, pedimos la cuenta, se nos informó que ya estaba cancelada por el Sr. R. P. –mi operado– quien, por casualidad, había llegado el día anterior, de Venezuela. Esa noche también corrió con los gastos de una gran celebración.

Otras veces, la reacción del paciente y de sus familiares es desconcertante. Mi amigo Alberto Guinand, distinguido cardiólogo, quien siempre confió en nuestras posibilidades, me refirió a una persona de 72 años a quien una enfermedad reumática había lesionado gravemente las dos válvulas cardíacas principales: la aórtica y la mitral. Había que reemplazar ambas estructuras y el tiempo de paro cardíaco sería mayor de una hora, mientras que el corazón-pulmón funcionaría durante casi dos horas. Como es lógico, la edad avanzada es un factor negativo pero era necesario tomar el riesgo porque la muerte a corto plazo era algo seguro.

.No es necesario decir que se trata de un procedimiento laborioso: bajo anestesia general, de por si peligrosa en un enfermo de esa edad, se llega al corazón por medio de la abertura del esternón y luego se procede a inyectar el anticoagulante y a colocar las cánulas que se conectarán a la maquina extracorpórea. Se extrae la válvula mitral a través de una herida en la aurícula izquierda y se coloca luego una válvula artificial con múltiples suturas. Se cierra la herida auricular y se pasa a hacer un corte en la aorta que permita extirpar la válvula enferma e implantar otra, también artificial, hecha de acero y titanio, con numerosos puntos de un hilo especial. Como siempre entra aire en el sistema circulatorio, es necesario "purgarlo" como se hace con las bombas industriales porque, si no se hace esa maniobra en forma perfecta, se producirá una embolia cerebral, muchas veces mortal. Terminada esa fase, se cierran las heridas vasculares y se entra en la etapa de recuperación, hasta que la máquina puede ser detenida y los signos vitales vuelvan a la normalidad. La evolución fue satisfactoria y pudo regresar a su hogar a los ocho días. Lo controlé en mi consultorio a los quince días y jamás lo volví a ver, algo extremadamente raro, porque sabía que se encontraba en buenas condiciones. Le pregunté a Guinand la razón de tan rara conducta y me respondió "tanto él como su esposa están muy disgustados contigo porque, cuando les hablaste, antes de la operación, les dijiste que el riesgo quirúrgico era de doce por ciento y eso les provocó gran angustia y temor". La verdad era que la cifra era casi una mentira piadosa porque las cifras internacionales de mortalidad de los dobles reemplazos valvulares en ancianos son más altas. Los norteamericanos son mucho más duros y le informan a los interesados todo los detalles, aún cuando los pronósticos sean pésimos. Durante mis pasantías en el exterior nunca vi en los familiares o en el enfermo una reacción negativa ante la verdad, pero quien ejerce en países latinos debe enfrentar una realidad diferente. Es triste reconocer que ese comportamiento ha frenado muchas veces la aplicación de procedimientos audaces pero necesarios.

Sin duda, uno de esos tratamientos extraordinarios es el reemplazo simultáneo de tres válvulas del corazón: aórtica, mitral y tricúspide, indicado cuando la enfermedad reumática ha sido tan grave que ha causado daños irreparables en todas ellas. Son casos muy raros y solamente tuve la oportunidad de efectuar esa operación una sola vez en treinta años. Se trataba de una joven, de unos veintitrés años, muy afectada por su enfermedad y que aceptó la intervención, a pesar de los riesgos.

Hubo que detener el corazón por casi dos horas y en ese tiempo fue necesario abrir la aurícula derecha para implantar la válvula tricúspide; también la aurícula izquierda, para cambiar la mitral y finalmente hacer una incisión en la aorta para reemplazar la válvula correspondiente. Una araña hubiera sentido envidia por la maraña de hilos y pinzas. A pesar de las lesiones en el corazón, los demás órganos habían soportado bien los estragos de la enfermedad, la paciente evolucionó bien y sobrevivió veintidós años. Aquella mujer, agraciada y simpática llevó en su organismo unas prótesis cuyo valor sobrepasaba con creces, el costo de su humilde vivienda.

En 1984 fui invitado a Madrid por el cirujano cardiovascular Gregorio de Rabago, pionero de la Cirugía Cardiovascular en España, junto con los doctores E. Zerbini, de Brasil y René Favaloro, de Argentina, para dar una serie de conferencias sobre el desarrollo de la especialidad en Latino América, y tuve oportunidad de presentar más de un mil reemplazos valvulares cardíacos realizados en nuestro servicio de Caracas ; el único triple reemplazo entre ellos. Con razón se decía en los congresos especializados –por la alta mortalidad de la operación– que una reunión de operados con tres válvulas artificiales implantadas podría ser realizado en una cabina telefónica.

Cirugía cardíaca en niños

A pesar de los pronósticos negativos de las grandes figuras de la cirugía, las investigaciones sobre la posibilidad de intervenir sobre el corazón continuaron adelante. Como dijimos antes, al comienzo los esfuerzos se orientaron hacia el tratamiento de las heridas de guerra y de las lesiones de las válvulas aórtica y mitral, causadas por el reumatismo.

A partir del año 1938, los cirujanos torácicos decidieron atacar ciertas malformaciones congénitas que, por estar fuera del corazón eran más accesibles aunque siempre peligrosas. El 16 de agosto de ese año, Robert Gross, del Hospital de Niños de Boston, logró la ligadura de un ductus arterioso, una comunicación, entre las arterias aorta y pulmonar, necesaria durante el embarazo pero que debe ocluirse luego del parto. Los síntomas son muy característicos porque se oye un soplo continuo y, a la larga, puede conducir a insuficiencia cardíaca.. El procedimiento se volvió casi rutinario y sirvió de estimulante para intentar la corrección de otros defectos. En 1944, Gross y Clarence Crafoord –del Karlinska Institute, en Suecia– lograron, en forma independiente y al mismo tiempo, corregir la estrechez congénita de la aorta (coartación). Tanto el cierre del ductus como la eliminación de la coartación, son procedimientos con cierto riesgo porque el menor error puede causar la muerte por hemorragia. En general, los resultados fueron satisfactorios y la mortalidad mínima, así que había motivos para continuar con el abordaje de defectos más complejos.

En 1946, Alfred Blalock, con la colaboración de Helen Taussig, logró aumentar la circulación pulmonar en un caso de Tetralogía de Fallot, malformación conocida bajo el nombre genérico de "niños azules" debido al color de la piel por la falta de oxigenación. Blalock derivó parte del flujo de la aorta hacia la arteria pulmonar y así pudo lograr que los pulmones oxigenaran más sangre, con notable mejoría de la condición de los niños. El mundo médico fue conmovido por estos buenos resultados y se puede decir que la llamada operación de Blalock-Taussig fue el estímulo definitivo para la consagración de la cirugía de las enfermedades congénitas del corazón.

Luego de estos éxitos había que encontrar la manera de actuar dentro del corazón. Como se dijo antes, los primeros intentos los hizo Walton Lillehei en Minneapolis, Minnesota en 1954, quien utilizó a los padres como oxigenadores y "bombas" auxiliares y logró tratar con éxito varias comunicaciones interventriculares. Sin embargo, el método era complicado y peligroso y había urgencia en desarrollar una máquina que pudiera suplir las funciones del corazón y de pulmón. Como dije en un capítulo anterior, varios grupos en universidades de Estados Unidos y Europa trabajaron en busca de la solución y, al fin, entre grandes tropiezos y frustraciones se llegó a la construcción de una máquina corazón-pulmón confiable y que no necesitaba para su funcionamiento enormes transfusiones de sangre. Solucionado este problema, la llamada "cirugía a corazón abierto" se hizo "casi" rutinaria en algunos destacados centros mundiales. Sin embargo, existía aún respeto y temor ante esas peligrosas intervenciones y se llegó a extremos que hoy parecen increíbles. El reino de Holanda consideró que los tratamientos eran demasiado difíciles y llegó a un acuerdo con los cirujanos de Houston: cada mes o antes, si era necesario, un avión fletado especialmente transportaba los enfermos de Holanda hasta Texas para ser hospitalizados y operados en el Children's Hospital de esa ciudad. También, y es triste decirlo, los viajes de salud se convirtieron en un buen negocio para cierto personal de las embajadas y para los médicos que "acompañaban" a los pacientes para estar presentes durante el tratamiento. En una ocasión me gané algunas antipatías cuando opiné que el acompañante no debía ser un médico –que no haría nada en beneficio del enfermo– sino un sacerdote con dominio del idioma inglés.

Nuestro grupo contaba, desde 1961, con un oxigenador de discos de Kay-Cross montado en una plataforma metálica móvil, junto con cuatro bombas, para hacer circular la sangre o aspirarla del campo operatorio cuando fuera necesario. Como todos los aspirantes a dominar la cirugía cardíaca, había que comenzar el trabajo con los niños con severas malformaciones de nacimiento, algo que en Venezuela complicaba aún más el éxito del proyecto. Debido a las condiciones especiales del país, los dos o tres centros con equipos mecánicos y humanos, capaces de intentar este tipo de cirugía, se enfrentaban a un gran volumen de niños que, hasta esa época, eran considerados como enfermos desahuciados. Entre los miles de casos represados existía un porcentaje significativo de enfermedades muy graves y las referencias de los cardiólogos del interior nos llegaban por centenares, porque los especialistas estaban muy bien preparados para hacer los diagnósticos correctos y se encontraban ubicados en las ciudades más importantes de Venezuela, de acuerdo con un plan modelo desarrollado por el Departamento de Enfermedades Cardiovasculares del Ministerio de Sanidad y Asistencia Social, ideado e impulsado por los doctores Bernardo Gómez, cardiólogo y José Ignacio Baldó, especialista en enfermedades pulmonares con una capacidad de organización extraordinaria.

La inmensa mayoría de los niños cardiópatas pertenecían a familias pobres y no disponían de recursos para hacer el viaje a los centros de tratamiento quirúrgico ni para pagar los gastos de hospedaje en las ciudades. El grupo que había decidido comenzar en el Hospital Universitario de Caracas, se encontraba así ante una situación muy seria: había que operar a un gran número de niños en condiciones precarias, sin soporte económico y bajo el peso de una enorme responsabilidad, porque se trataba de brindarles una vida mejor o causarles la muerte. Para completar el cuadro de dificultades, la cirugía era y es de altísimo costo y necesita un personal numeroso y muy calificado. Había una sola salida: solicitar donaciones a personas y entidades pudientes y obtener aportes extras al presupuesto normal hospitalario, algo nada fácil porque había que convencer a las autoridades. El factor de pago de honorarios profesionales, sencillamente no existía. Todos los que allí trabajaban: cirujanos, anestesiólogos, perfusores, cardiólogos, técnicos y enfermeras sabían muy bien que no percibirían ni un centavo extra como compensación a una labor difícil y llena de frustraciones. Colaboraban todos, con la mayor dedicación y sin mencionar jamás el valor material que podría tener su trabajo.

Un factor muy importante porque influye en el comportamiento del equipo, en especial de los cirujanos que son siempre los principales responsables, es la reacción emocional de los familiares. Hemos observado que, en general, las familias que deben luchar contra los problemas de la pobreza, tienen una gran resignación ante lo inevitable y siempre adoptan una actitud de espera prudente y comprensión, sin llevar su angustia y dolor a límites intolerables para ellos y para los médicos tratantes.Durante los muchos años que dedicamos a esta especialidad, solo recuerdo un incidente originado por la comprensible inconformidad de unos padres ante la muerte de su hija.

Se trataba de una niña de ocho años con Tetralogía de Fallot, la temida enfermedad que causa la aparición del color azul en los tejidos de los niños.

El cateterismo cardíaco reveló que la salida de la arteria pulmonar del ventrículo derecho se encontraba prácticamente ocluída; la contracción de los músculos de ese ventrículo contra ese obstáculo había causado su crecimiento anormal y además tenía una comunicación anormal entre los dos ventrículos. El porcentaje de mortalidad en estos pacientes es relativamente alto y depende de la severidad de las malformaciones, todas de origen congénito, por defectos genéticos.

Todo estaba listo en el quirófano y los cirujanos estábamos finalizando el lavado de las manos en un cubículo anexo. Súbitamente, comencé a sentir una gran inquietud, realmente inexplicable, y empujé con el codo la puerta para poder ver a la niña en la mesa operatoria. En ese momento experimenté lo que personas que enfrentan situaciones muy críticas –como los cazadores profesionales en Africa, por ejemplo– dicen presentir cuando están en peligro de muerte. Varios amigos, que se dedican a esa actividad, me han referido que, en varias oportunidades, sin motivo aparente, se han detenido en medio de la selva y preparan el arma porque "algo" va a suceder. Reconocen que ese sentimiento primitivo les ha salvado la vida y lo atribuyen a residuos genéticos ancestrales, de la época cuando el Homo erectus era el alimento preferido de leopardos y leones. En esa mañana, yo también "sentí" que algo andaba muy mal y dije, en voz alta, al anestesiólogo que se encontraba revisando la historia clínica con su ayudante: "¡Hay un paro cardíaco!". Era un especialista muy calificado y, aunque no había notado motivos de alarma, inmediatamente procedió a retirar las sábanas que cubrían el cuerpo, para evitar el enfriamiento prematuro y revisó los aparatos de control. Efectivamente, el corazón, en forma súbita, había dejado de latir. Se tomaron todas las medidas habituales de resucitación y, a los pocos minutos, los signos vitales habían vuelto a la normalidad. A pesar de esos datos favorables, decidí no continuar con la operación y la enferma se trasladó a terapia intensiva donde, a pesar de todos los esfuerzos, no despertó del coma y falleció a los nueve días.

Como se acostumbra en estos casos y a pesar de la conmoción emocional de todos, se informó a los padres la terrible noticia. Desde ese momento, esos familiares –con toda razón, muy afectados– se fijaron una meta: averiguar la razón de la muerte de su hija. Todos los médicos sabemos que, aún en las personas con un corazón sano, se presenta un paro cardíaco inexplicable cada 4.000 anestesias. (Cuando hay publicidad sobre el suceso, todas los medios de comunicación dicen que se trató de una "sobre dosis de anestesia", algo totalmente falso). Cuando hay defectos cardíacos, el número de muertes súbitas es mayor, pero los padres se negaban a aceptar esa explicación. Desesperados, recurrieron a una denuncia por homicidio culposo y, por primera y única vez en mi carrera, fui citado por un juez. Mi primera pregunta fue "¿estoy citado como testigo o como implicado?". El juez sonrió y me dijo "ya veo, doctor que Ud. conoce la diferencia. Lo he citado como testigo". Me arriesgué un poco y le contesté "me alegro porque, como usted sabe, para ser acusado de un homicidio culposo o de otro orden, el citado, de acuerdo con el Código Penal, debe haber tenido contacto con la persona fallecida y ese no es mi caso, porque jamás lo hice".

Hasta allí llegó mi experiencia con la Justicia, pero el desconsolado padre comenzó a llamarme diariamente con la misma pregunta: "¿porqué murió mi hija?". Día tras día, con toda paciencia, le expliqué los peligros de la anestesia general en enfermos del corazón, de los riesgos de la cirugía y de la necesidad de tener resignación ante un hecho irremediable. Al fin, luego de tres meses le dije "la culpa fue de la naturaleza que hizo mal el mapa genético de su hija y desgraciadamente, en gran número de casos, esa alteración se debe a problemas, también genéticos, de los padres. Le ruego que saque Ud. sus conclusiones". Debo reconocer que es sorprendente que se pretenda culpar de estas desgracias a quienes tratamos de corregir las fallas de la naturaleza y se olvide que, en última instancia, "los culpables" son los que unen sus elementos reproductores con resultados indeseables.

Otro factor negativo para el desarrollo de esta iniciativa era el comportamiento de una parte del personal que, sin conocer el texto, seguían muy bien las indicaciones del libro humorístico *One Thousand and one excuses* (Mil y una excusas). Todos los días se presentaban obstáculos para iniciar las operaciones, hasta que decidí enfrentarlos sin contemplaciones: si no había anticoagulante, uno de los residentes lo adquiría en una institución privada; si la sangre donada no alcanzaba para "cebar" el corazón artificial, se recurría a otras instituciones públicas o privadas y se comenzaba el trabajo con atraso; si las sábanas de la sección de terapia intensiva no habían llegado a tiempo, los cirujanos bajaban al sótano y las recogían y así, ad infinitum. Luego de algunos meses con esta conducta, los huelguistas crónicos comprendieron que la táctica no funcionaría, hubo una rendición parcial y el trabajo pudo comenzar casi siempre a la hora prevista.

Durante una visita a Venezuela del Dr. Michael E. De Bakey, el extraordinario cirujano, Jefe del Departamento de Cirugía de la Universidad de Baylor en Houston, Texas, aceptó intervenir un enfermo con obstrucción de la aorta abdominal, con fines demostrativos. Me encontraba a su lado en el quirófano cuando solicitó la radiografía del tórax del paciente. Pasaron los minutos y, como lo conocía bien, sabía que una tormenta estaba tomando cuerpo en su interior. De repente, se quitó los guantes, se arrancó la bata de cirujano y gritó "¿donde está la sección de Rayos X?". Una aterrorizada enfermera le indicó que estaba en el mismo sexto piso del área de quirófanos, a unos 50 metros de distancia. Nuestro invitado, de inmediato, salió como una tromba y volvió a los pocos minutos con la placa radiográfica, pero aún no había terminado su protesta. Observó a la enfermera que cubría el cuerpo del enfermo con una solución antiséptica y, sin mediar palabra, le arrebató la compresa y él mismo terminó la tarea. Durante la operación, sus murmullos desaprobatorios, que bien conocíamos sus discípulos, se multiplicaron y, al final, me llamó aparte y me dijo "no me explico como puede trabajar Ud. con esta gente y en estas condiciones. El esfuerzo que he hecho en esta operación equivale al que hago en diez de las mismas en Houston". Su reacción no era extraña porque los cirujanos de los países con influencia sajona y germánica están acostumbrados a una férrea disciplina y a una eficiencia total. Quien no cumpla con esas condiciones es despedido de inmediato, algo muy distinto a nuestro comportamiento latino y a la protección sin límites que se ofrece aún a los más torpes e incapaces.

Poco a poco nuestras operaciones entraron en la rutina, pero solamente desde el punto de vista de la organización hospitalaria, porque su gravedad siempre era fuente de reflexiones e inquietud. Dentro del gran número de niños con cardiopatías congénitas había varios grupos que exigían enfoques distintos. En primer lugar estaban los casos extremos, con deformaciones de tal magnitud que no se podía hacer nada por ellos; en segundo lugar estaban los niños con lesiones muy importantes, que podían ser operados, pero que nunca serían completamente normales y cuyo tratamiento era de un costo muy alto, tanto, que algunos países ya no hacían el intento de mejorarlos; en tercer lugar, los casos graves, con peligro de muerte cercana, pero solucionables y finalmente los pequeños enfermos con defectos compatibles con una vida larga y que no corrían un peligro inminente.

Esa clasificación reducía la acción de la cirugía a los dos últimos grupos. Sin embargo, una cosa es lo que el común de las gentes considera como muy lógico y otra la realidad. En los casos graves, pero con una solución posible, pero muy difícil y con mortalidad importante, el camino era uno solo ; había que operarlos sin tomar en cuenta el riesgo pero, en los considerados "leves" como las comunicaciones entre las dos aurículas o entre los dos ventrículos; la estrechez de la válvula pulmonar, la persistencia del ductus arterioso y la coartación (estrechez de la aorta torácica), la situación era muy diferente porque una intervención defectuosa podría acortarles la existencia. Por eso, los especialistas tenemos que sonreír cuando se habla de la "salvación de centenares de vidas" en niños cardiópatas, una afirmación que es cierta en una minoría, pero que no toma en cuenta que, para la mayoría de ellos, no se busca esa salvación, sino una mejoría de la calidad de vida y una posible prolongación de la misma. Voltaire decía que "los progresos de la medicina se han hecho sobre montones de cadáveres" y la cirugía de las afecciones congénitas del corazón no ha sido una excepción.

Dentro del gran volumen de niños que acudía a nuestro hospital se encontró una variedad de defectos muy raros, algunos con muy pocas referencias en la literatura mundial y hasta pudimos tratar a una variedad muy especial que hasta el presente, es la única de su clase operada con éxito en el mundo, como veremos a continuación.

Se trataba de una niña de doce años de edad, referida desde el Estado Anzoátegui por nuestro gran amigo y colaborador Luis A.Bello Varela, un cirujano general de primera categoría, que contribuyó mucho al desarrollo de su especialidad en aquella región. La paciente tenía un gran soplo continuo, similar al que producen los ductus arteriosos (comunicación entre la arteria aorta y la arteria pulmonar) y estaba en una condición precaria, con enflaquecimiento notorio e infecciones respiratorias frecuentes. No se disponía de aparatos para hacer cateterismos, en aquella región y los equipos del Hospital Universitario de Caracas estaban dañados. Generalmente eran problemas fácilmente solucionables por los técnicos, pero la hazaña era lograr que se presentaran e hicieran el trabajo con rapidez, de manera que una falla significaba la paralización de los diagnósticos durante mucho tiempo.

Como esta situación era frecuente, yo había llegado a un acuerdo con el Hospital Privado Centro Médico de Caracas para que pusiera a nuestra disposición sus equipos y el Dr. Andrés Lairet, cardiólogo y hábil hemodinamista, se comprometió a efectuar gratuitamente el trabajo en hemodinamia. (Más tarde, los envidiosos y acomplejados de siempre, nos acusaron de enriquecernos a costa de los enfermos indigentes del Hospital Universitario. Quedaron en ridículo). La niña fue trasladada a la institución mencionada y luego del cateterismo, recibí la llamada de Lairet: "Doctor, se trata de un caso que jamás he visto y no encuentro información de algo similar en la literatura médica. Por favor, venga a ver la película".

La proyección puso de manifiesto una serie de lesiones de rareza extraordinaria: no había persistencia de ductus arterioso pero, en el lado izquierdo del tórax, detrás del corazón, se veían cuatro aneurismas muy similares, cada una del tamaño aproximado de una naranja mediana y colocadas dos en la parte superior y dos en la inferior del sitio habitual que ocupa la aurícula izquierda. Al inyectar el líquido de contraste en la aorta ascendente se pudo apreciar una fístula que la comunicaba con las estructuras anormales ya descritas. En síntesis, se trataba de una comunicación anormal de la aorta con la aurícula izquierda, cuyas paredes estaban al máximo de la distensión y en inminente peligro de una ruptura mortal.Aunque no teníamos una visión directa, era seguro que las paredes de esos tumores debían ser muy delgadas y que su ruptura accidental sería muy fácil al menor contacto con cualquier instrumento. La operación estaba indicada y era urgente pero ¿cuál técnica se aplicaría?. Habría que resolverlo en el quirófano porque no había antecedentes ni posibilidades de consulta.

El abordaje al corazón se hizo por medio de una abertura del esternón. Al abrir el pericardio aparecieron las cuatro aneurismas mencionadas con sus paredes con una máxima distensión y, tan adelgazadas, que se veía la sangre que circulaba dentro de ellas, formando remolinos ominosos. No existía la menor posibilidad de extirpar aquellos tumores y no se observaba ningún sitio de comienzo o final de las lesiones. La única solución posible era abrir la aorta y tratar de localizar y cerrar la comunicación anormal. Se colocaron las cánulas de drenaje venoso e inyección arterial, esta vez en la vena y arteria femorales y se comenzó la circulación extracorpórea que, además, serviría para bajar la temperatura corporal a 30 grados centígrados Se inyectó en el corazón una solución para detenerlo y protegerlo (maniobra que se conoce con el nombre de cardioplejia) y se colocó una pinza en la aorta ascendente. Con el corazón detenido y la aorta libre de sangre, se pudo identificar un orificio de forma redonda y de uno y medio centímetros de diámetro que comunicaba con los sacos aneurismáticos. Se ocluyó la comunicación con un parche de dacron, anclado con múltiples suturas y luego se cerró la pared de la aorta. Al retirar la pinza, el corazón comenzó a contraerse en forma rápida e irregular (fibrilación ventricular) que se trató con éxito por medio de un shock eléctrico. Se recalentó a la paciente y, al lograr un restablecimiento de los signos vitales, se suspendió la circulación extracorpórea y se cerraron las heridas vasculares y de la pared torácica.

No hubo complicaciones en el post operatorio, el soplo desapareció y la niña pudo ser dada de alta a los diez días. Hemos sabido que se encuentra bien, cuarenta años después de su operación y las radiografías de tórax han mostrado que el corazón regresó a su tamaño normal. Presentamos el caso en el Congreso Mundial de Cirugía Cardiovascular (1985) y recuerdo que el Dr. Euryclides Zerbini, padre de la cirugía cardíaca en Brasil, al que me unía una gran amistad, me comentó "Jaén, ¿de donde saca Ud. tantas cosas raras?". Le contesté "Profesor, quizás sea la influencia del trópico, de la pobreza o ambas cosas juntas". (*The Journal of Cardiovascular Surgery* 27: 3. Mayo 1986).

Al comentar el caso con mis amigos John Ochsner (Jefe del Departamento de Cirugía de la Clínica Ochsner, New Orleans, USA y Denton A. Cooley, lo que más los intrigaba era cómo se había producido ese orificio anormal entre dos estructuras vitales, sin haber habido antecedentes de traumas o enfermedades.Si se piensa en la anatomía normal, en la distancia que las separa y la teórica imposibilidad de que esto haya ocurrido, es muy posible que esta anomalía no se repita nunca y por eso es un caso excepcional. Por otra parte, mis colegas consideraron que la solución que se había aplicado era la única con posibilidades de éxito porque si se hubiera intentado una cirugía directa sobre las aneurismas, con toda seguridad hubiera habido una hemorragia fulminante y mortal en pocos segundos.

Cirugía de las arterias coronarias

El problema de la incapacidad y las muertes producidas por enfermedad de las arterias coronarias es uno de los peores en salud pública, a nivel mundial. Hasta el año 1969 no se había desarrollado un verdadero programa para su tratamiento hasta que, como en otros descubrimientos, la casualidad puso en manos de los cardiólogos y cirujanos, una herramienta de diagnóstico que abrió el camino hacia la cirugía. Conocí al Dr. Mason Sones en 1972, cuando acudí a la Cleveland Clinic, en Ohio, USA, a observar las intervenciones que se hacían en el Departamento de Cirugía de dicha institución, bajo la dirección del Dr. Donald B. Effler, quien llegó a ser uno de mis más cercanos y mejores amigos. Sones era un especialista de gran simpatía personal y el descubridor del método de visualización de las arterias coronarias. Me refirió que, en 1967, durante un examen para estudiar las cavidades del corazón, realizó una inyección de contraste y, para su horror, pudo ver en la pantalla la imagen de la arteria coronaria izquierda y sus ramas. Pensó que el paciente moriría a consecuencia de un paro cardíaco, pero solamente hubo una leve arritmia, sin ninguna consecuencia. Quizás otro científico hubiera pensado que había cometido un error y que, por suerte, no había tenido complicaciones, pero en lugar de eso, dedujo que había descubierto, por casualidad, una técnica de primera importancia. Durante las semanas siguientes repitió la exploración en numerosos enfermos y desarrolló un método preciso para inyectar dichas arterias en forma individual. El flujo de pacientes fue de tanta importancia que me pudo ofrecer sus archivos, con más de 20.000 estudios realizados en solo cuatro años; un modelo de documentación para la docencia, porque cada película tenía su informe correspondiente, así que el interesado podía ver el "film" de 35 mm., anotar sus conclusiones y luego compararlas con el diagnóstico correcto. Pasé días enteros en la sala de proyección y me fue fácil aprender las bases de la interpretación. Como siempre, a pesar de lo que se dice de la "frialdad" de los norteamericanos, había allí un toque de humorismo: sobre cada proyector estaba un gran letrero donde se leía "Aquel que no enrolle correctamente la película, después de verla, será fusilado al amanecer".

Muchos cirujanos nos beneficiamos de aquella generosidad y pudimos volver a nuestros países de origen, listos para cooperar en el desarrollo de estos nuevos métodos. Como se trataba de un movimiento global de avance de la cirugía cardiovascular, quienes fuimos testigos presenciales de esos adelantos, en aquellos años, hemos visto con desaliento la forma como se ha tergiversado la historia, aún en las publicaciones científicas más serias y hasta en la gigantesca y extraordinaria información que nos proporciona el Internet. Por ejemplo, se menciona al Dr. Michael De Bakey como pionero de la cirugía coronaria, algo que no es cierto. El cirujano que realizó los primeros injertos (puentes o *by passes*) fue Vladmir Kolesof, en Leningrado, Unión Soviética, en 1962. No solo hizo esos "puentes", sino que los realizó sin la ayuda de la circulación extracorpórea y utilizó como injerto a la arteria mamaria interna, que ha probado ser el mejor y más duradero, muy superior al de vena safena interna que estuvo tan de moda por muchos años. Publicó su trabajo en la prestigiosa revista "The Journal of Thoracic and Cardiovascular Surgery" en 1964 y recibió duras críticas a pesar de que sus tres enfermos habían sobrevivido. En los comentarios se puede leer que los cirujanos presentes en la reunión, consideraron que "la técnica no tenía futuro". Con respecto a los populares *by passes* con vena safena interna, el primero que los usó con éxito fue Edward Garret, en Houston, en 1964.

El responsable directo del ataque quirúrgico, con un programa bien definido, contra las obstrucciones de las arterias coronarias fue Donald B. Effler, en la Cleveland Clinic y fue en esa institución que tuvo lugar la implantación, en gran escala, de los *by passes* de safena interna, impulsados por la personalidad arrolladora del gran cirujano argentino René Favaloro, adjunto de Effler. De allí, la confusión que observamos en los trabajos sobre la materia., donde se le asigna la prioridad de esa técnica a Favaloro. La ignorancia de la verdad era de tal magnitud que, cuando el Presidente Boris Yeltsin, de la

Unión Soviética, tuvo que ser operado debido a la posibilidad de un infarto cardíaco inminente, los médicos soviéticos llamaron en consulta a Michael De Bakey –el que menos había mostrado interés por la subespecialidad– para que estuviera presente. (5 de noviembre de 1996). Hasta Wikipedia, en internet, informa que "Yeltsin fue operado por el cirujano Michael E, De Bakey". Una falsedad total.

La actividad en la Cleveland Clinic durante los años 1970 a 1990, fue intensa y cada día eran operados doce enfermos coronarios. Ante la posibilidad de tratar a millones de enfermos, la operación se popularizó de tal manera que, solamente en los Estados Unidos el número de intervenciones sobrepasó a las 350.000 anuales. Hubo abusos en las indicaciones y muchas personas pagaron un alto precio en medio del entusiasmo general. No quiero entrar en discusiones éticas sobre la materia, pero es interesante destacar que la cirugía de estas enfermedades recibió un duro golpe cuando surgió otro procedimiento que daba más oportunidad de acción a los cardiólogos, no muy contentos con la pérdida de una enorme clientela que había seguido por años sus indicaciones "médicas", es decir medicamentos calmantes y otros, que influían teóricamente sobre las cifras de colesterol sanguíneo o retardaban la coagulación: en Suiza, Andreas Gruntzig, cardiólogo alemán, comenzó el tratamiento de las oclusiones de las arterias coronarias con la ayuda de un pequeño balón que, al ser inflado, rompía la placa obstructiva y restablecía la circulación. Los especialistas en cirugía vascular sabíamos, desde el comienzo, que el método era muy imperfecto porque dejaba irregularidades en la pared de las arterias, fuente de nuevas obstrucciones. Las re estenosis llegaron rápidamente a un 40%, pero la idea era buena y el gran volumen de enfermos permitiría mejorarla con la introducción de pequeños tubos intra-arteriales (stents), así que el número de operaciones "clásicas" disminuyó en forma drástica. Algunos grandes hospitales ya habían construido salas de cuidado intensivo post operatorio de sesenta y más camas...que permanecían vacías. Hubo un desconcierto muy grande y una tragedia llevó hasta un despliegue de humor negro, de gracia muy dudosa. Gruntzig se encontraba en el estado de Georgia, USA y, como era piloto certificado, decidió hacer un viaje de placer con su esposa. Por causas desconocidas, su avión se estrelló el día 19 de octubre de 1985 y ambos fallecieron. Con la muerte de Gruntzig, de cincuenta y seis años, había desaparecido el creador de la "competencia" y surgió el "chiste" donde se decía que los grandes cirujanos de la época habían colocado una bomba en el aparato.

A mi regreso de Cleveland comencé la divulgación de los nuevos métodos que había visto en esa ciudad y presenté varias filmaciones que me había donado Sones. El manejo de las sondas dentro del corazón no era sencillo y mis colegas cardiólogos pasaron, al comienzo, algunos malos ratos por la dificultad de introducirlas en los pequeños orificios que tiene la aorta ascendente como vías de salida hacia las arterias coronarias derecha e izquierda. Finalmente se logró el dominio de la técnica y logramos identificar correctamente las lesiones de aquellos pequeños vasos, de tal importancia, que la oclusión de uno de ellos, la coronaria izquierda, se conoce en el argot médico como "la fabricante de viudas" porque su oclusión puede causar una muerte inmediata.

Se programó la primera intervención en nuestro servicio: un hombre de cincuenta y un años con obstrucciones en ambas coronarias. En 1972 todas las operaciones de ese tipo se realizaban con la ayuda del corazón-pulmón artificial y con paro selectivo del corazón. El abordaje se hacía siempre con una herida a lo largo del esternón y los injertos eran preparados con segmentos de la vena safena interna de la misma persona. Se colocaban tubos grandes de drenaje en las venas cavas y una cánula en la aorta ascendente para dirigir el flujo arterial. Como siempre, en los primeros casos, ocurre alguna sorpresa: al detener el corazón, notamos que la pared del ventrículo izquierdo se deprimía en la misma forma como lo hace una pelota plástica cuando se la comprime, un signo inequívoco de que había habido un infarto, con muerte de una parte de los músculos, una enfermedad conocida como "aneurisma ventricular".

Durante mi permanencia en Houston, había visto a Denton Cooley intervenir el segundo caso a nivel mundial y conocía el novedoso tratamiento: se cortaba toda la parte que aparecía "hundida" y luego se suturaba la herida ventricular con gruesos puntos de hilo de material plástico, apoyados en dos tiras de teflon, para evitar desgarros en las paredes enfermas. Luego de finalizada esta parte, se procedió a implantar dos injertos a las arterias coronarias, una técnica que pone a prueba la habilidad de los cirujanos porque el calibre de dichas arterias es muy pequeño, de dos a tres milímetros de diámetro. Los hilos de sutura son de un grosor muy pequeño y el operador tiene que usar lentes especiales con un mínimo de cuatro aumentos.Demás está decir que si hay un punto mal colocado, el pequeño vaso se obstruirá y la operación será un fracaso. Las manos temblorosas no tienen lugar en este tipo de tratamiento.En esta oportunidad no hubo problemas técnicos, al restablecer la circulación el corazón fibriló, pero respondió con facilidad a los estímulos eléctricos y la intervención finalizó sin problemas. El enfermo fue controlado durante treinta y dos años, hasta su fallecimiento por un accidente cerebro vascular.

Como se trataba de tratamientos muy nuevos y audaces, siempre había gran expectativa y hasta las personas no relacionadas directamente con la medicina manifestaban curiosidad. Al poco tiempo de la primera operación, me correspondió operar a un sacerdote y su superior eclesiástico me pidió permiso para presenciar el acto quirúrgico desde el mirador del Hospital Universitario de Caracas. Las arterias coronarias del sacerdote eran bastante delgadas y las suturas fueron laboriosas, pero se realizaron con poca dificultad gracias al paro provocado del corazón.

Al finalizar, el amigo y superior del operado habló conmigo y se notaba muy impresionado. Me dijo "a ustedes les parecerá muy normal todo lo que hacen, pero yo he tenido una profunda impresión al ver como se puede llevar a una persona hacia la muerte, operarla y resucitarla a voluntad. Le confieso que casi fui víctima de un colapso nervioso y que pienso que los cirujanos que hacen estas cosas no pueden ir al infierno, porque ya han tenido suficiente tortura en la Tierra por la naturaleza de su trabajo. Sinceramente, no me imagino como pueden soportar todo esto". Para satisfacción de todos, el padre cura vivió muchos años y fue asiduo visitante de nuestro hospital. Espero que su superior y amigo haya tenido razón con respecto a lo que me espera en la otra vida.

En la actualidad (2013) ¿qué nos ha quedado de la cirugía del sistema coronario? Lo más llamativo es el número gigantesco de artículos científicos –que se cuentan por miles– sobre las bondades o los problemas de los diversos procedimientos. Congreso tras congreso, año tras año, se convocan mesas redondas de discusión y se llega a acuerdos sobre las indicaciones según las diversas patologías y sus terapéuticas…solamente para que los diferentes grupos hagan después lo que les venga en gana. Con respecto a la cirugía directa, con implantación de injertos (*by passes*) se ha concluido que los de vena safena interna se degeneran y ocluyen a los pocos años, mientras que los de arteria mamaria interna, también muy delgada, tienen una permeabilidad de 92% a los diez años. Por otra parte, los stents con anticoagulantes son más efectivos que la simples dilataciones y no deben ser implantados en más de dos arterias en el mismo enfermo. Finalmente, con estos procedimientos, se obtiene una indudable mejoría de los síntomas y una mejor calidad de vida, pero no se ha probado que las intervenciones aumenten la longevidad. El número de personas afectadas por estas lesiones, a nivel mundial, limita una verdadera campaña masiva paliativa o curativa. Pensemos, por ejemplo, en el porcentaje de ciudadanos chinos afectados, de un total de un mil trescientos millones de habitantes. Como decía mi amigo Federico Benetti, cirujano argentino que fue invitado a ese país para unas demostraciones quirúrgicas: "si operan a todos los que tienen enfermedad coronaria, no habría tiempo para hacer otras actividades médicas". Como siempre, el buen criterio y la honestidad son los mejores guías.

Trasplante cardíaco

Los pioneros en trasplantes de corazón fueron los norteamericanos Richard Lower y Norman Shumway, quienes experimentaron con animales (perros) en la década de 1950 a 1960. Perfeccionaron el método y lograron sobrevidas hasta por un año, una verdadera hazaña científica si se recuerda la dificultad de esta operación en esa clase de animales y los cuidados extraordinarios que deben recibir para evitar muertes a corto plazo. Sin embargo, a pesar de haber dominado la parte técnica, no realizaron la intervención en humanos porque no se había desarrollado una prevención segura contra el rechazo y sabían perfectamente que, si los pacientes sobrevivían al acto quirúrgico, los severos fenómenos inmunológicos los llevarían a la muerte en poco tiempo.

Como es bien conocido, el 3 de diciembre de 1967, Christian Barnard, en Sur África, llevó a cabo el primer transplante de corazón. Todos los cirujanos del mundo fuimos sorprendidos por la magnitud del éxito aparente pero, cuando el enfermo murió a los 17 días de operado, con un rechazo agudo, fue evidente que había habido precipitación y que tampoco ese grupo tenía los medios para dominar la fatal complicación. Escribí varios artículos sobre la materia y no creo necesario profundizar, en esta obra, en un asunto que ha sido tratado en forma exhaustiva en los más diversos medios de comunicación. Luego de la carrera inicial en busca de la fama, hubo una mortalidad prohibitiva y fue necesario esperar a la aparición de la ciclosporina, una droga que podía proteger al transplantado y que fue un factor vital en que la extraordinaria operación fuera ejecutada con éxito en muchos centros del mundo. Sin embargo, el escándalo inicial le hizo un gran daño a Barnard a quien se acusó de haber "robado" la técnica de Lower y Shumway y de haber actuado sin soporte científico adecuado, lo que le impidió que se le tomara en cuenta para la asignación del premio Nobel de Medicina. A pesar de esos factores, no se le puede negar el mérito de haber tenido una carrera extraordinaria –en medio de grandes obstáculos– y de haber logrado completar una operación que siempre se creyó que pertenecía a la ciencia-ficción.

Una vez dominado, casi totalmente, el peligro del rechazo, consideré que era importante conocer muy de cerca las ventajas e inconvenientes de un tratamiento tan radical y viajé a la Universidad de Stanford donde, bajo la dirección de Norman Shumway, existía una actividad bien programada para la atención de los enfermos que necesitaban un reemplazo cardíaco. La organización era perfecta, desde la búsqueda de los donantes, el traslado de órganos, las operaciones y el control post operatorio. El Dr. Shumway me informó todos los detalles: el hospital de la universidad tenía reservados siempre dos quirófanos para actuar de inmediato; se disponía de dos aviones jet que estaban a la disposición, día y noche, para trasladar al equipo quirúrgico que extraería el corazón al donante (el corazón puede mantenerse hasta tres horas en una pequeña nevera, mientras dura el transporte que, a veces es de un Estado a otro); el personal de cirujanos, anestesiólogos, técnicos en circulación extracorpórea, etc. estaba de guardia permanente y por último, las compañías aseguradoras daban la autorización automática para la intervención. Al preguntarle por el costo aproximado del tratamiento, me respondió que era de unos 200.000 dólares USA. Al ver que yo recibía la noticia con cierta sorpresa, con una sonrisa, me dijo *"well, you can get some change"*. ("Bueno, puedes recuperar algunas monedas de cambio".)

Había unos diez pacientes esperando la aparición de un corazón suministrado por un donante, que podría aparecer en cualquier momento; estaban todos hospedados en un hotel cercano al hospital y se les había dado un aparato de localización para avisarles si se había obtenido un órgano compatible con sus características inmunológicas. La espera podía prolongarse por varios días pero, cuando llegaba el aviso, el enfermo era trasladado al instante al hospital y la operación siempre era considerada como una emergencia. Como cirujano visitante, también tenía mi localizador, estaba hospedado en el mismo hotel y debía estar listo para una llamada que podría ocurrir a cualquier hora del día o de la noche. Considero útil relatar un incidente que revela la complejidad de esta clase de organización.

A las 12 y 30 am. mi localizador avisó que debía ir al hospital. Al llegar, estaban ya en plena preparación de los dos quirófanos: en uno, los cirujanos adjuntos abrirían el tórax del paciente-receptor por medio de una herida a través del esternón, pondrían el corazón al descubierto y se mantendrían en espera del órgano donado –con el máquina corazón-pulmón ya preparada– que sería obtenido en el otro pabellón, donde actuaba como cirujano el Dr. Shumway. Entré a este último y vi que en la mesa operatoria estaba una joven, de unos 22 años, que había recibido una herida de bala en el cerebro. El médico residente me informó que se trataba de un crimen, cometido en una de las autopistas cercanas. La joven, con su pareja, estaba en un vehículo que se desplazaba a gran velocidad, perseguido por otro, cuyo conductor quería vengarse de ellos. Al estar cerca, comenzó a disparar una pistola, quizás con la intención de herir al hombre, pero el impacto lo había recibido la mujer quien, a pesar de que la lesión era mortal, conservaba una buena presión arterial y un buen pulso, condiciones ineludibles para aceptarla como donante. En otras palabras, a la temperatura normal, el donante debe estar vivo en el momento de la extracción (en la condición que se conoce como "muerte cerebral") y no se puede esperar 30 minutos o más, luego de la muerte, para retirar el corazón. Esta precaución debe ser tomada en todos los casos y, si es necesario el transporte y se necesita tiempo, el órgano debe ser protegido con la colocación en un ambiente con muy baja temperatura.

En el caso que yo presenciaba, a los pocos minutos, fue evidente que algo andaba mal. A pesar de la juventud de la probable donante y por motivos que no era posible aclarar en esos momentos, había un ritmo cardíaco anormal y se observaban en los monitores unas contracciones erráticas e ineficientes. Shumway esperó largo tiempo y utilizó solamente la drogas más inocuas para restablecer la contracción normal, pero con resultados negativos. Con el paso del tiempo, se concluyó que el corazón no reunía las condiciones para el trasplante y se ordenó a los cirujanos, en el otro quirófano, que procedieran a cerrar las heridas del, hasta ese momento, probable receptor. Con respecto a la joven con muerte cerebral, se llamó a otros equipos para que utilizaran el hígado, los riñones y las córneas. Demás está decir que fue una dura decisión pero no se podía correr el riesgo de implantar un corazón enfermo.

Pensemos en la reacción de los familiares de los pacientes. Los de la joven asesinada, con su inmenso dolor, agravado por la inutilidad de su póstuma generosidad, y los del esperanzado receptor, con el enorme trauma de ver regresar al enfermo en peores condiciones porque, ahora tenía además, una herida torácica inútil y debía someterse a una recuperación sin ventaja alguna. Todo ello sin hablar de la reacción de la misma persona cuando, al despertar de la anestesia, supiera que toda su esperanza no había tenido justificación y que debía esperar, de nuevo, otra oportunidad. Sin duda, una situación muy grave para cualquier familia y mucho más si se hubiera tratado de una de origen latino.

Al siguiente día, el grupo quirúrgico pasó su revista acostumbrada, no observé nada anormal y no hubo comentarios al respecto. Probablemente se trataba de una disciplina establecida, pues tampoco hubo un reacción familiar. En apariencia era algo que se aceptaba como posible y no se consideraba como un fracaso o desastre. En esas revistas pude entrevistar a algunos enfermos ya trasplantados y debo reconocer que su entereza era admirable, con un ambiente general de optimismo, aún en los casos más graves. Por ejemplo, recuerdo muy bien a un abogado, cuya edad no pasaba de 46 años, y que esperaba su tercer trasplante porque había rechazado los dos órganos anteriores. Hablaba de su problema con la mayor naturalidad y manifestaba una confianza absoluta en los cirujanos. Debo reconocer que, sin esa estabilidad emocional, toda esa labor sería casi imposible.

El Dr. Shumway había visitado a nuestro servicio en Venezuela y había manifestado su aprobación por nuestro doble enfoque asistencial y docente. Durante mi visita a Stanford mantuvimos interesantes conversaciones sobre la historia y futuro de los trasplantes y tuve oportunidad de ver un trabajo experimental en monos, donde el animal, bajo condiciones de hipotermia a 20 grados centígrados y sin el auxilio del corazón-pulmón artificial, recibía el corazón de otro simio. Al día siguiente de la operación, el receptor se movía en la jaula como si nada hubiera pasado. Un resultado sorprendente que tendría que esperar su aplicación en humanos hasta valorar el daño que podría sufrir el cerebro con esos niveles de hipotermia. Dos años más tarde, Shumway ratificó su confianza en nuestra posición científica cuando me envió a Venezuela las credenciales de quien aspiraba ser su primer adjunto y eventual reemplazo, acompañadas de una carta donde me pedía opinión sobre la capacidad del aspirante como cirujano e investigador, a manera de colaboración antes de tomar una decisión final. (Ver fotocopia de la carta al final de este libro).

Luego de esa experiencia, la pregunta era ¿sería posible hacer algo similar en Venezuela?. No se trataba del acto quirúrgico, siempre de gran importancia, pero que dependía solamente de la preparación y habilidad de los cirujanos y de su equipo auxiliar. De hecho, un grupo, bajo la dirección del Dr. Manuel Penso (octubre de 1987), realizó, con éxito el primer transplante de corazón en el país. El enfermo se encontraba en buenas condiciones y se había demostrado que el tratamiento era algo factible, realizado por especialistas venezolanos y sin ayuda externa. El problema era hacer de esa intervención algo rutinario y eso requería una serie de condiciones muy difíciles de lograr en nuestro medio.

Había que tomar muy en cuenta la profunda reacción emocional que implica la donación de un corazón en una persona que, aunque tiene muerte "cerebral", aún mantiene sus signos vitales. Desde los primeros ensayos, el fantasma de la acción legal había causado graves problemas de los investigadores y la primera víctima fue el Dr, Lower ("uno de los genios creadores de la técnica del trasplante cardiaco". Robert Graham), quien perdió años de su tiempo luchando con demandas de los familiares de pacientes y donantes. Si la persona en coma estaba en esas condiciones, después de un asalto o intento de asesinato, el argumento más sólido de los abogados de la defensa era que la "verdadera" muerte no había sido consecuencia del delito, sino que había sido causada por el cirujano al extraerle el corazón. Durante el auge inicial, la situación fue tan grave que algunos cirujanos tenían que huir diariamente de los fiscales encargados de entregarles las boletas de citación a los tribunales.

Por otra parte, se tendría que disponer de un equipo humano de alta competencia día y noche, algo casi imposible de lograr porque los sueldos en los hospitales venezolanos son muy bajos y el personal no puede sobrevivir solamente con ellos, así que la única solución era buscar ayuda privada o convencer al gobierno de turno de la necesidad de un programa cuyo desarrollo implicaba un gasto importante. En algunos países, las grandes donaciones son frecuentes porque con ellas se logra bajar el monto de los impuestos, pero ese no es nuestro caso. Quedaban solamente las fundaciones privadas y los recursos gubernamentales. Con ambos mantuve reuniones pero el resultado fue totalmente negativo, porque ni siquiera se logró una oferta de ayuda para continuar el trabajo experimental. Igual experiencia tuvieron los otros grupos interesados y la iniciativa quedó sin futuro y es bueno decir que, en ningún momento, los cirujanos habían mencionado la posibilidad de obtener honorarios por su trabajo.

Corazón artificial

La posibilidad de reemplazo de un corazón con enfermedad terminal fue una fuente de esperanza para miles de pacientes desahuciados. A pesar de que, desde 1982, la sobrevida de los trasplantados había impulsado mucho ese tipo de cirugía, el número de operaciones posibles era limitado por la escasez de donantes. Científicos muy destacados, como el Dr. Wilhem Kolff creador del riñón artificial, orientaron sus esfuerzos hacia la fabricación de un corazón artificial implantable que pudiera trabajar por muchos años. Se pensaba que esos aparatos reducirían la necesidad de obtener corazones humanos y esa esperanza decidió a Kolff a renunciar a su cargo en la Cleveland Clinic (Cleveland, Ohio, USA) y aceptar la dirección de un programa en la Universidad de Utah, donde fundó un enorme laboratorio, experimentó con grandes animales (ovejas y ganado vacuno) y se sometieron a prueba diversos materiales con origen metálico y plástico. Invitó a algunos cirujanos, de diversos países, a visitar esas instalaciones y aproveché la que recibí, en 1983, para evaluar de cerca las nuevos adelantos.

Las incidencias de ese viaje las relaté en mi libro "Pensamiento independiente". (Cromotip. Caracas 1996). Muchos cambios han tenido lugar desde esa época y el progreso en la fabricación de un corazón artificial total, activado por energía eléctrica, ha sido lento y lleno de dificultades.

El hospital que se construyó en Kentucky, USA para atender únicamente a los enfermos con corazones artificiales implantados, no tuvo el éxito que se esperaba y el joven especialista William De Vries, cirujano favorito del Dr. Kolff, vio truncada su carrera. Otros pioneros, como Robert Jarvik, continuaron con sus trabajos (el modelo Jarvik 7 fue el primero de su clase implantado con éxito en Utah, en diciembre de 1982) pero el ansia de publicidad los llevó a apartarse de la ética y Jarvik llegó hasta hacer publicidad para la venta de una marca de camisas. A pesar de estos tropiezos, se continuó con la experimentación y fue posible la construcción de un aparato que era capaz de mantener la vida de un enfermo durante cierto tiempo, mientras se conseguía un corazón humano, una idea que, como me lo manifestó en nuestras conversaciones, el Dr. Kolff rechazaba de manera radical.

A pesar de la opinión de ese gran investigador, ese fue el camino que se ha seguido hasta el presente y es innegable que estas ayudas mecánicas temporales han sido de gran utilidad. Como siempre sucede, han aparecido muchos "modelos" de estos aparatos y hasta la NASA colaboró con Michael De Bakey en la fabricación de una pequeña turbina que, colocada a través de la pared del ventrículo izquierdo, impulsa la sangre con sus 20.000 revoluciones por minuto. Como se trata de un flujo constante, el receptor no tiene pulso, una condición que, para sorpresa de muchos, no altera las condiciones de la vida en los operados. En general, existen los siguientes aparatos:

1. Corazón artificial "total", implantable, con sistema pulsátil.
2. Bomba implantable de asistencia pulsátil ventricular izquierda *(left ventricular assit device VAS)*
3. Mismo sistema anterior pero no pulsátil.
4. Corazones artificiales con cónsolas grandes no portátiles, para usarlas únicamente en el hospital, tanto para la variedad de asistencia ventricular como para el reemplazo "total".

Cada una de estas máquinas tiene su indicación de acuerdo a la posible evolución del enfermo.

A veces, se han dado casos en los que el *ventricular assist device* (aparato de asistencia ventricular) que sirve de ayuda a un ventrículo izquierdo dañado e ineficiente, ha salvado a enfermos con insuficiencia cardíaca mortal, los ha ayudado a sobrevivir por dos o tres años y luego el músculo cardíaco se ha recuperado después del largo "descanso" y ha reasumido sus funciones, lo que ha permitido a este muy pequeño número de personas el regreso a una vida normal sin más auxilio artificial.

Una breve revisión de la historia de un famoso paciente, posible porque ha sido publicada en los más importantes diarios y revistas del mundo, nos permitirá medir el enorme avance que ha habido en este campo. El Sr. Richard (Dick) Cheney, de figuración destacada, por muchos años, en la alta política de los Estados Unidos y Vicepresidente durante ocho años, durante el gobierno de George W. Bush (2000 a 2008), ha sido una persona muy afectada por la enfermedad coronaria, que obligó a operaciones y dilataciones de dichas arterias desde que tenía 39 años. A pesar de todos los esfuerzos, el músculo cardíaco sufrió un deterioro terminal en el año 2010 y fue necesario implantarle un corazón artificial (tipo asistencia ventricular izquierda) que lo mantuvo con vida por muchos meses, hasta que llegó su turno en la lista de espera para el trasplante. A pesar de sus setenta años, se le trasplantó un corazón humano, hace ya más de 14 meses, se encuentra hoy en buenas condiciones y hasta con alguna actividad en la política. Una verdadera prueba viviente de lo que se puede lograr si se orientan todos los recursos en la búsqueda de la preservación de la vida.

En la actualidad, existen varios aparatos, bastante confiables, para asistencia ventricular y también corazones artificiales "totales" que pueden funcionar con diversas fuentes de energía. En el Texas Heart Institute, los Dres. O.H. Frazer y Billy Cohn desarrollaron una pequeña unidad, de alta eficiencia, que con sus diez mil revoluciones por minuto, ha logrado mantener la vida a pesar de que las personas no tienen pulsaciones. Su uso ha sido aprobado por la F.D.A. (Federal Drug Administration) de Estados Unidos (2011) y ya ha salvado varias vidas de pacientes en estado terminal por insuficiencia cardíaca.Otro que ha sido usado con éxito en muchas oportunidades es el fabricado por la casa Abiocor, totalmente implantable y que funciona con energía eléctrica que se transmite con baterías especiales, a través de la piel (sistema TET). Finalmente, como uno de los mayores problemas es la adhesión de los elementos sanguíneos a las paredes de la máquina y la formación de trombos; en algunos sitios, especialmente en Francia, se está experimentando con un recubrimiento de las paredes internas de la bomba, con materiales biológicos, en especial con los extraídos de los corazones de ganado vacuno.

Los enormes gastos de este tratamiento lo hacen prohibitivo para personas sin grandes recursos económicos o que son habitantes de países subdesarrollados. El costo del corazón artificial implantable, activado con energía eléctrica (fabricados por las compañías Abiocor y Syncardia, entre otras), varía de 150.000 a 200.000 dólares USA y a esa suma hay que añadir el precio de hospitalización, cuidados intensivos, recuperación, etc. En los Estados Unidos, las grandes compañías de seguros mantienen pólizas para las llamadas "enfermedades catastróficas" que pueden cubrir estos gastos, pero está muy lejano el día en que la medicina social pueda brindar estos cuidados al común de los mortales. Es obvio que para efectuar este tipo de cirugía, sea imprescindible la ayuda de grandes corporaciones o de un gobierno interesado en el progreso de la ciencia y en brindar la mejor asistencia posible a la población. Demás está decir que este no es el caso en Venezuela. A mi regreso de Utah, con la promesa formal del Dr. Kolff, de ayudarme a preparar el personal necesario, hice gestiones ante las autoridades y presenté el programa a las fundaciones privadas más importantes del país. La respuesta fue totalmente negativa porque "ese tratamiento es demasiado adelantado y costoso para realizarlo en Venezuela". Ese argumento me recordó que me decían exactamente lo mismo cuando solicitaba fondos para adquirir la máquina corazón-pulmón artificial en 1961. Como escribió Hipócrates "la vida es corta; el arte es largo...", así que es evidente que será otra generación la que logre realizar estas maravillosas intervenciones en nuestro país. Mientras tanto roguemos que la ciencia moderna, con sus inevitables injusticias, continúe su progreso en medicina, en otras naciones, en la eterna búsqueda de la prolongación de la vida.

Epílogo

Durante los años de mi ya larga vida he podido presenciar los avances de la medicina en Venezuela y comparar las condiciones actuales con las de épocas pasadas, donde considero que hubo grandes adelantos de nuestra ciencia y de los profesionales en las diferentes especialidades, En los tiempos de mi graduación (1948) la mayoría de los médicos más destacados se dedicaban a las llamadas medicina y cirugía "generales" que abarcaban numerosas patologías, siempre con la mayor prudencia, porque la intervención directa en órganos casi vedados a la cirugía era considerada como una audacia muy peligrosa y hasta contraria a la ética profesional.

Es indudable que se contaba con grandes científicos, maestros del diagnóstico y con cirujanos de las vías digestivas de primera clase. Algunos viajaban a destacados centros científicos del exterior y se esforzaban en aplicar las novedades y en aportar un instrumental que se hacía cada vez más complejo. Sin olvidar el ejercicio hospitalario, al que dedicaban las mañanas en una labor docente y asistencial, los pioneros planearon y ejecutaron la construcción de grandes institutos privados según las pautas más exigentes del extranjero. La atención a los enfermos en los hospitales del Estado, algunos de ellos con centenares de camas de hospitalización, como el enorme Hospital Universitario de Caracas, con sus un mil doscientas, les permitían estar en contacto con las más diversas patologías y aplicar sus correspondientes tratamientos, sin que ello significara que las personas afectadas fueran objetos de experimentación, sino que simplemente se aprovechaban ,para la enseñanza, el volumen y variedad de los casos clínicos. En esa forma se estableció una saludable dualidad profesoral-docente con el ejercicio privado y miles de pacientes pobres se beneficiaron de la maestría de quienes hubieran podido dedicar todo su tiempo y esfuerzo en busca de fortuna personal.

Las directrices de los asuntos de salud pública provenían del Ministerio de Sanidad y Asistencia Social y se consideraba inconcebible que el Ministro no fuera una figura médica de prestigio, con conocimientos profundos de administración y salud pública, cuyas disposiciones tenían el peso de la experiencia y de la ética. Había un respeto bien fundado por los profesores universitarios y por los médicos, en general, cuyos sitios de trabajo eran considerados como templos. Podía haber algunos profesionales cuyo comportamiento no era el esperado, pero formaban una minoría marginada y conocida por todos.

Al mismo tiempo, había un enorme interés por los adelantos científicos, las sociedades de las especialidades eran numerosas, con reuniones mensuales y congresos anuales y algunas tenían órganos de divulgación donde se presentaban trabajos de gran importancia, tanto por su contenido como por el estímulo que representaban para una juventud en busca permanente del progreso. No es necesario decir que los grandes hospitales públicos tenían fallas, pero nunca se intentó destruirlos física y moralmente en busca de soluciones ilusorias y peligrosas.

Algunos grupos trabajaron intensamente por la implantación y reconocimiento de especialidades muy difíciles de ejercer, unas con larga trayectoria como la cirugía oncológica y del sistema nervioso y otras de reciente aparición como la cirugía cardiovascular. A pesar de las dificultades, siempre se encontró la vía para poder trabajar en ellas y aparecieron nuevos servicios cuya eficiencia podía ser comparada con la de los centros mundiales. Las reuniones pasaron a ser internacionales y los médicos venezolanos llegaron a tener un merecido prestigio.

Este estado de cosas, nunca perfecto, pero proclive a un mejoramiento continuo, se mantuvo hasta hace unos quince años, cuando apareció en todo su esplendor el más terrible y dañino defecto de una minoría de los habitantes de Venezuela, llenos de complejos y resentimientos: el sistemático desconocimiento de las conquistas del pasado y el intento de una implantación brusca e inconsulta de sistemas no probados o que ya han sido un fracaso en otras tierras. Las nuevas ideas, unidas a una combinación fatídica de ignorancia y suficiencia, tenían(y aparentemente tienen) como objetivo principal la destrucción de las organizaciones anteriores pero, como el ambiente democrático en el país no estaba preparado para tolerar transformaciones violentas, el trabajo destructivo se ha hecho con base en la creación de organismos paralelos que, al consumir los fondos dedicados al sector salud de funcionamiento "tradicional", impiden el progreso de las instituciones establecidas que, al no disponer de un presupuesto adecuado, tienen necesariamente que ir hacia el desastre y la ruina. Así hemos visto como han surgido, en una competencia casi infantil, sindicatos paralelos, organizaciones gremiales con distinto nombre y fines semejantes; invasión de profesionales extranjeros sin credenciales, que tienen menos experiencia que los venezolanos y así ad infinitum en una continua lucha por la destrucción y el cambio radical.

De esa perpetua rivalidad y oposición a ultranza, no puede surgir sino una gran desorganización cuyas últimas víctimas son los ciudadanos, especialmente aquellos con pocos o nulos recursos económicos quienes, por fuerza, tienen que recurrir a la asistencia gratuita gubernamental. Un denominador común del enfoque de las llamadas fuerzas "progresistas" es la insistencia en que se debe dar preferencia absoluta a la medicina preventiva y que la asistencia hospitalaria es un gasto que debe ser reducido al mínimo porque no responde a los intereses reales de la colectividad. Sin embargo, siempre he pensado que esa conducta no puede ser defendida con éxito, porque si usamos los recursos en medicina preventiva ¿qué se hará, en el futuro, con la población que la misma ha "salvado" y que ,sin duda ,en la edad adulta, se verá afectada por enfermedades que exigen tratamiento?. Es claro que, al no disponer de centros hospitalarios adecuados, habría que tomar la decisión de no atenderlos y dejarlos morir en plena edad productiva, todo ello sin hablar de que las afecciones que más muertes causan como las enfermedades cardiovasculares y el cáncer son de difícil prevención, además de la influencia nefasta de una gran mortalidad, en países como Venezuela, de los accidentes y del auge del crimen.

Muchas personas con pocos conocimientos de los avances de la medicina, aún hoy en pleno siglo XXI, siguen aferradas a creencias que desafían toda lógica, como los ritos africanos y los usados en ciertos países del Caribe que mezclan religiones con supersticiones y con la llamada magia negra. Descartado ese sector que todavía tiene alguna importancia, caemos en la llamada medicina "simplificada" que pretende llevar consuelo a un gran sector de la población con la presencia de médicos o pseudomédicos y con el uso de medicamentos "genéricos" de bajo costo. La idea no es nueva y ya existió en Venezuela, hace más de cuarenta años, un programa que se basaba en la asistencia de paramédicos y enfermeras en las regiones más apartadas. Esta actividad luce –para quienes ignoran o pretenden ignorar la complejidad de la ciencia médica– como una solución adecuada que, además, sirve para mantener satisfecha a la colectividad al pensar que el Estado cuida de su salud y además le ofrece "médicos" muy cerca y a toda hora.

Esta situación es aceptada con beneplácito por un sector que se siente feliz de tener alguien que le brinde cierto apoyo médico o psicológico, pero en realidad es fuente de grandes peligros porque el importantísimo diagnóstico inicial correcto es la base para un tratamiento adecuado. Casos demostrativos sobran, como las trágicas confusiones entre neuralgias intercostales con infartos del miocardio o dolores "simples"de cabeza con tumores cerebrales. Un factor determinante en la creación de este tipo de medicina, es la aplicación del mismo en medio de un populismo exitoso que genere votos para el gobierno de turno o afectos para determinada ideología, algo que han comprendido muy bien las dictaduras de nuevo cuño, con su envío de contingentes médicos o paramédicos a países subdesarrollados y aún a naciones como Venezuela que se encontraba en un punto crucial y muy cercano para pasar a la categoría superior como potencia médica En este sentido, considero que hubo una gran falla de los organismos académicos y gremiales al permitir el ejercicio de la medicina a personas extrañas, sin cumplir con los requisitos indispensables –el examen de reválida, entre ellos– como lo ordena la ley respectiva. En esa forma fuimos invadidos por miles de presuntos médicos extranjeros y es de notar que la única oposición seria a esta situación fue el dictamen de la Corte Primera en lo Contencioso Administrativo de Venezuela, que la declaró ilegal. Como consecuencia, varios magistrados de la misma fueron despedidos y aún permanecen sin cargo, a pesar de las sentencias a su favor de las Cortes Superiores del extranjero.Como justificación a este exabrupto de combinar pocos conocimientos profesionales con asistencia médica masiva, los voceros gubernamentales se dedicaron a la divulgación de cifras que solamente pueden causar risa a los especialistas: informe sobre "30 millones de consultas" y de más de "un millón de vidas salvadas" y demás disparates que solo reflejan ignorancia y total desprecio por las estadísticas, que son la base de la eficiencia.

En este sentido ha habido un retroceso en la presentación de resultados porque, hasta mediados del siglo XX, en Venezuela, los conferencistas eran muy laxos en sus presentaciones y las cifras frías no eran usadas con propiedad ni recibidas con mucho entusiasmo, pero un tiempo después y gracias a la experiencia adquirida en muchos congresos, este comportamiento anómalo fue cambiando hasta llegar a los niveles óptimos alcanzados hacia principios del siglo XXI, momento en que las exposiciones quedaron en manos de gente sin experiencia en reuniones internacionales y que no tienen escrúpulos en hacer alteraciones estadísticas para apoyar posiciones determinadas. Por eso hemos visto la publicación de las exageraciones antes mencionadas y la divulgación de resultados en ciertos hospitales con modificaciones vergonzosas para simular eficiencia, que traerían como consecuencia, en un país desarrollado ,la expulsión inmediata de los directivos de esos centros.

Para complicar más las cosas, se han creado unas llamadas facultades de medicina, donde se gradúan médicos catalogados como "integrales" que no han tenido experiencia clínica y cuya ignorancia será origen de grandes males futuros.Como dice Leonard Engel en su libro *The Operation*: "A pesar de las diferencias en las escuelas de medicina de los Estados Unidos, todas ellas respetan los mismos principios básicos y por una buena razón. Una licencia para practicar medicina es una licencia para curar o matar. Ese privilegio no debe ser concedido a individuos que no tengan la inteligencia, carácter y sentido de responsabilidad necesarios o que no estén bien entrenados". En otra palabras, los errores en el ejercicio de la medicina pueden ser mortales y la responsabilidad final recae en aquellos que les concedieron la capacidad de cometerlos. Hay un anécdota del Dr. Enrique Tejera, conocido sanitarista venezolano, que describe muy bien esta situación. Un estudiante, de trayectoria irregular, que había pasado doce años en las aulas universitarias, obtuvo su título de Doctor en Ciencias Médicas. El Dr. Tejera lo conocía bien y le dijo en el acto de la entrega "al fin se graduó Ud. Le voy a dar un consejo: empadrone su pluma fuente". Se refería el profesor, famoso por sus ironías, al reglamento que obligaba a los cazadores a "empadronar" (legalizar) las escopetas usadas para matar animales. Según él, la pluma fuente del nuevo médico, con las que escribiría las recetas, tendría el efecto de un arma de fuego sobre los desdichados enfermos.

Al mismo tiempo que se producían esos hechos, anómalos y muy dañinos, según mi criterio, hubo en los últimos años, una campaña en contra de los médicos con insultos, acusaciones de incompetencia, búsqueda pública de tratamientos en el extranjero por altos funcionarios y permanentes alusiones a los institutos privados como fuentes de corrupción y estafa. Poco a poco fue tomando cuerpo la reacción de lo que Richard Nixon llamó "la mayoría silenciosa": un sector determinado de la población que no se pronuncia, que no hace protestas públicas, pero que simplemente, actúa. En este caso, los profesionales de la medicina, en general y los jóvenes graduados en particular, se sintieron profundamente ofendidos y comenzó el éxodo hacia países que pudieran valorarlos y proporcionales los medios para llevar una vida digna. Se tornó casi imposible encontrar médicos para los post grados; algunas cátedras subsisten con personal mínimo; se redujeron las intervenciones por falta de cirujanos y anestesiólogos y muchos especialistas de gran valor se fueron a ejercer su profesión en el extranjero. Según la Federación Médica Venezolana, más de ocho mil médicos han emigrado y la crisis tiene tendencia a agravarse con el ataque a las instituciones privadas. Un aspecto especialmente dañino y ofensivo es el que se refiere a las declaraciones de funcionarios que, sin conocer la realidad, se han dedicado a denigrar de sus colegas que actuaron en el pasado con el mayor desinterés. Un ejemplo de este reprobable comportamiento lo vimos cuando una Ministra de Sanidad declaró que " con la existencia del Hospital Cardiológico Infantil, los niños enfermos del corazón podrían ser operados sin tener el respaldo de una chequera". Pocas calumnias más desafortunadas, porque jamás se le cobró honorarios a los familiares de niños con cardiopatías congénitas operados en el Hospital Universitario de Caracas ni en el Hospital de Niños J.M. de los Ríos. Por el contrario, hubo que darles, en muchas oportunidades, el dinero para los traslados desde el interior a la capital y hasta para la alimentación, porque se trataba de personas en la mayor pobreza. Le respondí, en un comentario publicado en el diario El Universal "No se logra reconocimiento destruyendo el prestigio de los demás". No obtuve respuesta, lo que atribuyo a la obligación de los miembros de ciertos partidos políticos a seguir las ideas de Vladimir I. Lenin, quien decía "mentir, mentir, mentir siempre".

Dentro del proyecto gubernamental de atención a la población, se crearon varios centros de diagnóstico con aparatos costosos y de última generación, una iniciativa que luce adecuada pero algo paradójica. En efecto: si se hace un diagnóstico, por ejemplo, de un aneurisma de la aorta torácica ¿quien lo va a operar?. ¿Los médicos "integrales" o los especialistas –con veinte o más años de experiencia– que han sido vejados e insultados?. ¿O es que se piensa en activar un puente aéreo que transporte enfermos graves para su tratamiento en otros países?. Una traba crucial en la aplicación de métodos de diagnóstico moderno es el costo de esas complejas máquinas, tan elevado que, en la ciudad de Caracas, muchos institutos privados no las adquieren, sino que las alquilan a inversionistas que, hasta la fecha, no han dudado en pagar por ellas muchos millones de dólares USA y se han comprometido a su mantenimiento que, en ocasiones, es una verdadera pesadilla. Por ejemplo, el tomógrafo de alta resolución que se usa para visualizar la íntima estructura cardíaca y hasta la condición de las arterias coronarias (lo que evita un cateterismo en personas de riesgo alto) tiene un valor de un millón de dólares. Para poder amortizar esa suma, se le cancela a los propietarios un sesenta por ciento del costo del examen y el resto sirve para cubrir los honorarios y gastos adicionales. Si se persiste en la conducta actual de rebajar el costo de estas exploraciones a sumas irrisorias, a los que pagaron por el aparato y además deben mantenerlo, no les quedará más recurso sino desmontarlos y trasladarlos a otros países, donde también los necesitan. No es necesario insistir en el daño que esa situación causaría a la colectividad.

Esta situación contradictoria, médica y económica, explica la ausencia de modernos tomógrafos y resonadores eficientes en los hospitales públicos y, por otra parte, la mortalidad inaceptable que se puede apreciar en los casos que dependen de un diagnóstico difícil o que presentan lesiones de mediana gravedad. Se llevan a las salas de emergencia y, de acuerdo con la información de los diarios, fallecen por fallas en la ubicación de las lesiones, por hemorragia o por complicaciones. Todo ello sin hablar de la peligrosidad de un ejercicio profesional en instituciones donde pandillas armadas agreden al personal y hasta han llegado a entrar violentamente a los quirófanos durante las intervenciones. Sin duda, todo el respeto se ha perdido y los resultados están bien a la vista.

Con relación a la medicina privada, a pesar de las informaciones que se han suministrado al gobierno central, avaladas con cifras de costos, existe en la mayoría de los funcionarios y de las personas, en general, la creencia de que son un gran negocio, cuando la realidad es que, en el mejor de los casos ,pueden dar una utilidad de un siete por ciento sobre el capital, cantidad que debe ser invertida en mantenimiento y renovación de equipos. En mi caso particular, como accionista del Hospital Centro Médico de Caracas desde hace sesenta años, jamás he recibido un dividendo y, por el contrario, se han exigido a lo largo del tiempo nuevas contribuciones para poder mantener las actividades. Siempre se confunde el bienestar de un profesional exitoso con la rentabilidad del instituto donde ejerce, sin tomar en cuenta que el día en que ese médico deje de trabajar, por enfermedad o vejez, no tiene ningún apoyo económico y debe subsistir con sus ahorros… si ha sido precavido.

Otro aspecto que se debe tomar en cuenta y que también parecen ignorar el público y las autoridades es el enorme costo que tiene la asistencia médica, aquí y en el extranjero, tanto en la parte pública como en la privada. Citemos algunos ejemplos: en la implantación de una prótesis por ruptura de la cabeza del fémur (uno de los más frecuentes problemas de la vejez), según una publicación del American College of Surgeons en enero del año 2013, los honorarios promedio en Estados Unidos llegan a $17.500; la habitación cuesta $8.500 y "otros gastos" $23.000. En el año 2011, uno de mis familiares cercanos, presentó una neumonía y fue necesario hospitalizarlo durante cuatro días y hacer una punción pleural, en el Estado de Florida. Por fortuna estaba asegurado, porque la cuenta subió a un poco más de $100.000. Un episodio que conmovió a las compañías aseguradoras fue el tratamiento del anciano cirujano Michael E. De Bakey, a quien hubo que reemplazarle la aorta ascendente (2007). Sobrevivió a la intervención, pero los gastos en el Hospital Metodista, de Houston, Texas, en los cinco meses de tratamiento y recuperación, llegaron a más de un millón de dólares. Con razón, muchos habitantes de islas del Caribe y otros países cercanos, vienen a Venezuela para su tratamiento.

Estas consideraciones no tienen un trasfondo político, sino que son una descripción de la realidad, tal como la veo, después de sesenta años de ejercer la medicina y de desempeñar cargos que me han puesto en contacto directo con la población más necesitada y con menos recursos.Tuve el honor de presidir la Comisión Rectora del Sistema Nacional de Salud, durante el ejercicio como Ministro de Sanidad y Asistencia Social del Dr. Francisco Montbrum (1984,1985, 1986), formada por cuarenta y dos delegados de las más diversas especialidades y cuyas decisiones fueron tomadas por unanimidad.

La Ley correspondiente fue aprobada también en el Congreso (1987) con el apoyo de todas las fracciones políticas, pero nunca se aplicó porque el Ejecutivo la consideró demasiado costosa, la misma objeción que los llamados "neo liberales" siempre han opuesto a iniciativas semejantes. Sin embargo, fue un grave error, que no debe repetirse y esa experiencia me autoriza a opinar que las autoridades actuales tienen que despojarse de fanatismos, estudiar los muy diversos factores que afectan la atención médica y tomar decisiones sensatas que lleven a la utilización racional de los recursos instrumentales y de la enorme experiencia profesional que existe en Venezuela, sin rechazar la colaboración de expertos por motivos políticos o de otro orden.

Cuando pensé en escribir esta obra, lo hice con la esperanza de poner de relieve el enorme y progresivo adelanto de la ciencia médica venezolana, que pude observar durante mis largos años de trabajo. Los tratamientos que describo en ella, no puede hacerlos ningún profesional sin el respaldo óptimo de muchas otras especialidades: cirugía, cardiología, hemodinamia, anestesiología, circulación extracorpórea, organización hospitalaria, técnicos en electrónica y adecuados recursos económicos. El éxito obtenido en los casos presentados revela el indiscutible adelanto que teníamos en todas esas especialidades porque, a pesar de que el cirujano pueda ser hábil y competente, jamás podría tratar un paciente con lesiones tan graves sin el auxilio de colaboradores altamente especializados y eficientes, con formación por decenas de años y cuyos posibles errores también pueden conducir a la muerte. A menos que se tenga en el país una entrada de recursos económicos inmensos y unas autoridades que consideren a la salud de la población como algo primordial, no se puede esperar, en la asistencia pública, un funcionamiento óptimo, pero las fallas pueden subsanarse con el deseo de trabajo y superación derivado de los estímulos, tanto económicos como profesionales Recuerdo que en un quirófano del Texas Heart Institute hay un cuadro en la pared con una leyenda muy demostrativa "para trabajar en esto, no se necesita estar loco, pero ayuda". Aún allí, donde existe la posibilidad de una remuneración económica importante, se reconoce que, para ejercer la cirugía cardiovascular, es imprescindible una gran dosis de vocación y sacrificio.

Estoy convencido de la absoluta necesidad de informar a la ciudadanía la verdadera situación de la salud pública en Venezuela, en los términos más claros y crudos porque no se pueden sugerir soluciones si no se dan a conocer las causas que originan los problemas. La permanente recomendación de "no profundizar en las fallas del pasado y pensar solamente en el futuro" es solamente una excusa para que se olviden trágicos errores, no se dañe la reputación de pretendidos líderes y aparentar con ello una falsa y dañina bondad, dentro de esa conducta cómplice que tanto daño nos ha hecho.

Después de analizar el estado caótico de nuestro sistema de salud y de opinar sobre sus posibles causas, se impone hacer recomendaciones, sean o no tomadas en cuenta por quienes ejercen el poder. Algunas de ellas podrán parecer simples, pero es una constante en la vida que, después de los más profundos análisis y la opinión de las siempre presentes y numerosas comisiones de trabajo, hay que tomar una decisión que sea capaz de un verdadero cambio. Como cirujano, con años de experiencia en trabajo hospitalario, debo limitarme a lo relacionado con mi especialidad. A continuación, enumeraré las que considero de mayor importancia:

1. Nombramiento de un profesional de la medicina como Ministro de Sanidad, experto en Salud Pública, con amplia experiencia administrativa y que se rodee de expertos en economía y de colegas con conocimientos profundos en las diferentes especialidades. Hasta ahora, los titulares no se han caracterizado por consultar sus decisiones, algo de lo que puedo dar fe porque, a pesar de mi nombramiento como Asesor Emeritus del Despacho (1995), jamás se me ha pedido una opinión.
2. Designación de un panel de arquitectos e ingenieros que hagan un estudio sobre el estado físico de los hospitales del país y presenten los presupuestos de gastos para las necesarias reparaciones y remodelaciones.
3. Nombramiento de un médico delegado en cada estado del país para que, en conjunto con los altos funcionarios del Despacho, haga un inventario de todos los recursos de los hospitales, no tan solo de medicinas, sino de todo los instrumentos y aparatos, muchos de alto costo que, como todos sabemos, se encuentran abandonados o han sido duplicados, sin necesidad alguna. Con la información obtenida, el Ministerio debe hacer una labor de recuperación y de reparación que sería de gran utilidad, tanto para mejorar la atención al público, como para evitar la adquisición innecesaria de nuevos equipos.
4. Convocatoria urgente a elecciones de las directivas de los Colegios Médicos y de la Federación Médica Venezolana. La presencia de los verdaderos conductores del gremio en reuniones de alto nivel, es garantía de éxito para los programas y proyectos, en cualquier país.

5. Revisión, junto con las autoridades gremiales, de la condiciones de trabajo y de los salarios de los médicos y paramédicos y, en general, de todo el personal hospitalario. La oferta debe ser atractiva y similar a la de otros países para que se pueda evitar el éxodo. También, brindarles seguridad con la creación de sistemas de vigilancia destinados a prevenir agresiones y que garanticen el respeto debido a los trabajadores.
6. Análisis de la Ley del Sistema Nacional de Salud y de los numerosos documentos que la respaldaron. Su aplicación traería bienestar y seguridad a la población, como ha sucedido en otros países, como Canadá, por ejemplo.
7. Integrar la atención médica del Estado en un solo organismo y eliminar la nefasta costumbre de atender, solamente a los "afiliados" a determinadas dependencias gubernamentales que, en el curso del tiempo han llegado a disponer de más de un centenar de "centros independientes", con reglamentos diferentes. Esa condición anárquica ha llevado a un enorme gasto y una pésima atención en la mayoria de los casos.
8. Establecer un sistema de comunicación eficiente entre los diferentes hospitales que permita la rápida admisión de los pacientes y su tratamiento de acuerdo con los recursos disponibles y la patología que los afecte. Cada institución debe tener un número de ambulancias acorde con la capacidad de hospitalización y además esos vehículos deben formar parte de un "banco" de ambulancias que haga posible una rápida atención de los casos y evite la nefasta peregrinación en busca de un transporte o de una cama hospitalaria y

9. Propiciar reuniones de alto nivel con las autoridades gubernamentales y gremiales y además con profesionales muy destacados en sus respectivas especialidades, incluidas las ciencias económicas. De estos "gabinetes" saldrían soluciones que ayuden a salir de la difícil situación actual.

Si, por el contrario, se adopta una actitud de pasividad e indiferencia y se permite la continuación de las medidas que se han tomado en los últimos años, habrá muy graves consecuencias futuras, que serán peores para la salud del venezolano, si se insiste en el plan de destruir el ejercicio privado de la medicina. En una entrevista que me hizo el periodista Lorenzo Batallán, hace muchos años, para el diario El Nacional le dije que el gran problema de las revoluciones en América Latina era que no se hacían "por" sino "contra" y esa opinión ha tomado fuerza en Venezuela en tiempos recientes. En lugar de buscar la unión de todos y aprovechar lo que se había logrado, se ha preferido ir "contra" todo orden establecido con los resultados que hoy lamenta una mayoría. En cambio, en otras naciones y en circunstancias peores se ha procedido con gran inteligencia, tal como hizo el sudafricano Nelson Mandela quien, luego de veintisiete años en prisión, en lugar de predicar el odio, se asoció con lo mejor de la minoría de raza blanca y evitó una terrible guerra civil.

Los lectores de esta obra se darán cuenta del gran avance de la ciencia médica venezolana hasta el fin del siglo XX. Sin embargo, puedo afirmar, sin la menor duda que, a partir del año 2000, hemos sufrido atrasos graves por los inconvenientes de una política gubernamental que considero equivocada. Por ejemplo, en la actualidad, es casi imposible reunir en un hospital público un equipo que pueda efectuar algunas de las operaciones descritas en esta obra, con la misma eficiencia y con resultados satisfactorios. Se debe recordar que para formar un personal médico altamente especializado se necesitan muchos años de estudio y sacrificio y esa verdad se aplica a los cirujanos, cardiólogos, hemodinamistas, anestesiólogos, técnicos en circulación extracorpórea, expertos en cuidados intensivos, etc. y me pregunto ¿donde están ubicados en la actualidad?. ¿Cuáles son las condiciones de trabajo y la disponiblidad de recursos instrumentales?.¿Cuántos de ellos han emigrado y quienes los van a reemplazar?. ¿Serán los llamados médicos integrales formados en instituciones que carecen de ambientes docentes adecuados?.

Si aceptamos estos problemas como ciertos, es evidente que la ciencia médica venezolana pasará por momentos muy difíciles en los próximos veinte años y que, como siempre, los más perjudicados serán las personas de escasos recursos que no pueden buscar la salud en otras tierras. Cada día recuerdo la comparación profética que hacía el Dr. Carlos Gil Yépez, pionero de la Cardiología en nuestro país: "La diferencia entre un pigmeo que vive en la selva de Ituri, en el Congo, con un llanero venezolano, es que el africano no sabe que tiene un problema cardíaco grave y menos aún lo que se podría hacer para curarlo. En cambio, en Venezuela, los médicos hacemos el diagnóstico, la persona busca la solución en los hospitales, pero se encuentra con que no hay recursos para atenderlo". Cuando pienso en esta situación ya no siento indignación ,sino solamente mucha tristeza y también lástima por aquellos que, quizás, buscando un mejor camino, nos han llevado a este desastre. No envidio su responsabilidad, aunque es posible que no tengan remordimientos. Después de todo, los afectados morirán de muerte "natural" es decir, según los designios de la sabia naturaleza.

Anexo 1

Ministerio de Salud Pública de la URSS

3 de Octubre de 1961

Al Presidente de la Comisión del C.C. del Sindicato de Educación y Ciencia de la URSS

El Departamento de Relaciones con el Extranjero del Ministerio de Salud Pública de la URSS le comunica que, según las conclusiones de los especialistas en el Instituto de Cirugía Cardíaca y de Vasos Sanguíneos de la Academia de Ciencias Médicas de la URSS, que han estudiado los datos médicos del Sr. R.M.P., de Venezuela, el enfermo sufre de una afección cardíaca aortal, con estenosis e insuficiencia de las válvulas aortales. En el Instituto esta enfermedad no es sometida a tratamiento quirúrgico. Desde el punto de vista médico, al Sr. R.M.P le conviene más seguir los consejos de los médicos que le tratan en su país.

Si los médicos piensan recomendar al enfermo algunas medicinas de las producidas en la URSS, el enfermo puede obtenerlas directamente a través de la Sección Medexport del Instituto de Comercio Exterior de la URSS.

Actualmente, el viaje de enfermo a la URSS para su tratamiento, no es pertinente.

Jefe del Departamento de Relaciones con el Extranjero.
Firma ilegible.- Traducción del idioma ruso.

Nota: A este enfermo se le reemplazó la válvula aórtica por una artificial en el Hospital Universitario de Caracas. Tuvo una sobrevida de 32 años.

Anexo 2

STANFORD UNIVERSITY SCHOOL OF MEDICINE • STANFORD, CALIFORNIA 94305 • (415

DEPARTMENT OF CARDIOVASCULAR SURGERY

4 August 1987

Ruben Jaen, M.D.
Professor and Chief
Cardiac Surgery
Centro Medico de Caracas, San Bernardino
Caracas, Venezuela

Dear Ruben:

Dr. is under consideration for promotion to Associate Professor of Cardiovascular Surgery with tenure at Stanford University School of Medicine, effective 1 September 1988. Your evaluation of his qualifications for this promotion will be of great assistance to us in reaching a decision. We are particularly interested to know how you would compare his ability and accomplishments with the two or three best persons whom you know in the same field at a similar level of professional development.

Enclosed is Dr. curriculum vitae and also a list of his publications.

Thank you for your help.

Sincerely yours,

N E Shumway

Norman E. Shumway, M.D.
Professor and Chairman

NES:ad

Traducción del Idioma inglés.

Ruben Jaen MD
Profesor y Jefe de Cirugía Cardíaca
Centro Médico de Caracas. San Bernardino

Apreciado Rubén:

El Dr. ... está en estudio para la promoción como Profesor Asociado de Cirugía Cardiovascular en la Escuela de Medicina de la Universidad de Stanford, a partir del 1 de septiembre de 1988. Tu evaluación de sus credenciales para esta promoción será de gran valor para nosotros en tomar una decisión. Nosotros estamos muy interesados en saber como comparas su habilidad y realizaciones con las de los tres mejores médicos que tu conozcas, que ejerzan la misma especialidad y a un nivel similar de desarrollo profesional.

Te anexo el curriculum vitae del Dr. ... y también una lista de sus publicaciones.

Gracias por tu ayuda

Sinceramente

Norman E. Shumway M.D.
Profesor y Chairman

Anexo 3

Cirugía de las cardiopatías congénitas
Hospital Universitario de Caracas, Venezuela
Profesor Titular Rubén Jaén Centeno. UCV

(Anexo histórico)

Introducción

La cirugía de las cardiopatías congénitas se inició en el Hospital Universitario de Caracas en los servicios de Cirugía General. Desde el mes de octubre de 1961 hasta diciembre del año 1976 se habían operado un mil doscientos enfermos con esta patología.

En el mes de enero de 1968 fue fundada la Cátedra de Cirugía Cardiovascular en la Universidad Central de Venezuela y el Servicio del mismo nombre en el Hospital Universitario. Por designación del Consejo Universitario de la UCV fui nombrado Profesor-Jefe de dichas entidades, desde la misma fecha.

Cuando, después de tantas gestiones, contemplo ahora todo el equipo humano y mecánico en nuestros quirófanos, no puedo menos que sentir emoción ante lo que hemos logrado. Es indiscutible que siempre hay la posibilidad de mejorar, pero creo que el esfuerzo de todos estos años ha servido para preparar un camino más fácil para los cirujanos cardiovasculares de la Venezuela del futuro.

El análisis de una estadística global de cirugía cardiovascular en un país determinado,es un trabajo complejo porque, además de las cifras frías, el investigador deberá tomar en cuenta los siguientes factores:

1.- La capacidad económica, científica y cultural del país donde se realizará el trabajo quirúrgico

No es la intención de este estudio expresar opiniones sobre las peculiaridades de Venezuela, como país. El cúmulo de contradicciones entre nuestra riqueza, nuestro desarrollo y nuestra cultura harían necesaria la escritura de una inmensa obra. Por ahora diremos que el paso de los años y la experiencia, adquirida quizás en forma dolorosa, llevarán a nuestro país a un nivel educacional y cultural que nos iguale con otras naciones, con estas etapas ya superadas.

2.- La condición general del ser humano como persona y como enfermo

Venezuela es un país rico, pero subdesarrollado en muchos aspectos. Se le ha comparado con la figura de un hombre desnudo, pero con sombrero de copa. La pobreza que domina, todavía, algunos sectores del país, es la causa de que la acción médica deba ser ejercida en condiciones diferentes a las que privan en una nación desarrollada. La falta de cultura y de recursos hacen que los enfermos acudan tardíamente al médico. Por lo tanto, cuando se diagnostica a un niño una lesión congénita dentro de una familia que viva en estado cercano a la miseria, los parientes se encuentran en un grave dilema: abandonarlo a su suerte o emprender viaje a un centro urbano con institutos especializados, con el consiguiente gasto que no están en condiciones de cubrir.Finalmente, si logran superar esa etapa, pueden conocer el diagnóstico y la indicación para un tratamiento, muchas veces quirúrgico. No es raro que, ya en la gran ciudad, deban recurrir a ayuda privada o gubernamental para poder permanecer cerca del hospital.

Para ayudar con este problema desarrollamos una Fundación que, con donaciones privadas, colaboró con las familias en esos gastos y también para la adquisición de material quirúrgico de alto costo, como oxigenadores y demás equipos para la circulación extracorpórea, indispensables para corregir las lesiones que se encuentran en el interior del corazón. No quiero hacer enumeraciones innecesarias, pero deseo dejar sentado que lo que hemos logrado no ha sido fácil y que, en el futuro, si alguien revisa las estadísticas, pueda conocer la realidad de los hechos y se reconozca la tenacidad y espíritu de sacrificio del grupo de médicos y profesionales de otras especialidades que lograron hacer realidad lo que para una buena parte de la colectividad parecía un imposible.

3.- La complejidad de la lesión

Existe en nuestro país un número apreciable de niños con defectos cardíacos congénitos de gran complejidad.En esa forma, además de la seria condición derivada del status socio económico, el pequeño paciente debe enfrentar el problema de una lesión muy grave, a veces incompatible con una vida normal, lo que representa un motivo de seria preocupación para el grupo de especialistas que, en ocasiones, debe realizar procedimientos casi experimentales que tratan de seguir el camino de los realizados en otras naciones, con muchos millones de habitantes y miles de casos, que les permiten ensayar y ,a veces triunfar ,con la lógica repercusión en otras partes del mundo donde los creen los únicos capaces de efectuar esas intervenciones.

Por supuesto, al comienzo de la experiencia, esos tratamientos se acompañan de una alta mortalidad que luego es superada porque el número de enfermos permite ensayar y mejorar, pero ese no es el caso de Venezuela, donde la oportunidad de tratar uno de esos casos complejos es muy reducida. A pesar de eso, la colectividad médica local exige que no haya fracasos, algo muy difícil en cualquier sitio y esa aspiración a una perfección imposible, con la crítica destructiva siempre lista, es la causa de que haya muchas inhibiciones y se pierda la oportunidad de salvar y mejorar a niños severamente enfermos.

4.- Calidad del diagnóstico

En nuestros hospitales son proverbiales el ausentismo del personal y las continuas fallas de los complejos aparatos de la sección de hemodinamia –donde se efectúan los cateterismos cardíacos–, víctimas del mal mantenimiento y de la desidia. Demás está decir que la información correcta sobre las malformaciones es una condición primordial porque la unión de un diagnóstico impreciso con un equipo formado por cirujanos con experiencia limitada, debido a que han intervenido pocos casos, es una combinación que puede conducir al desastre. Por desgracia, los desperfectos de los complejos aparatos y las fallas en su mantenimiento son muy comunes y representan una de las causas del atraso en el trabajo y de las largas hospitalizaciones.

Con respecto al personal que realiza los cateterismos cardíacos y otros estudios, lo ideal sería que estuviera de guardia permanente porque un niño con severa hipertensión pulmonar consecutiva a un defecto interventricular, por ejemplo, no está en condiciones de esperar porque sus condiciones empeorarán y, aunque la operación sea exitosa, las lesiones irreversibles de los pulmones causarán un post operatorio tormentoso y una mortalidad elevada.

5.- Calidad del equipo quirúrgico

No me corresponde juzgar la capacidad individual de los especialistas que trabajan en el Hospital Universitario, pero si puedo decir que todos ellos han hecho sacrificios personales para su perfeccionamiento con mirar de desarrollar y mantener una especialidad difícil y frustrante, pero si es bueno destacar la diferencia entre nuestros profesionales y los que ejercen en el extranjero, donde es inconcebible que los recursos para el trabajo no existan o deban ser solicitados como limosna.

No podemos imaginar a un paciente y sus familiares que lleguen a un hospital de Estados Unidos, por ejemplo, y soliciten el pago de los pasajes y del hotel y, además, que la operación sea gratuita. Por el contrario, el salario de los cirujanos allí y también en Europa, es muy elevado y se les brinda todo tipo de facilidades para la ejecución y preparación de sus trabajos científicos, sin hablar de los numerosos viajes a congresos y reuniones, cuyos gastos corren por cuenta de universidades o institutos privados. En el caso de nuestro grupo, no hubo nunca la aspiración de una compensación económica y lo mismo puede decirse de los anestesiólogos, cardiólogos y técnicos en circulación extracorpórea, pero esa generosidad no basta porque los ineludibles gastos operacionales son demasiado elevados.

Desde el comienzo comprendimos que había que mantener una docencia continua con miras al perfeccionamiento de todo el personal y en ese sentido hemos ayudado a que diferentes especialistas hayan viajado a los mejores centros del exterior y además logramos la fundación de una cátedra dedicada a la enseñanza de la nueva especialidad. En ese sentido creo que se ha cumplido con los objetivos propuestos.

6.- Recursos del hospital y cuidados post operatorios

En los centros ya establecidos, la labor de cirujano termina en el quirófano y otro personal se encarga del post-operatorio, en salas especialmente preparadas. Ese no fue nuestro caso y por muchos años tratamos de establecer lo que era ya una realidad en otros hospitales: la sala de terapia intensiva. Poco a poco fueron mejorando los servicios de la llamada sala de recuperación, con la colaboración de los anestesiólogos ; con donaciones adquirimos equipos electrónicos de control y sobre todo, dimos el ejemplo al permanecer al lado de nuestros operados día y noche. Es importante destacar el papel que tuvieron los cursantes de post grado de la Cátedra de Cirugía Cardiovascular, con su permanente atención a los enfermos y también la buena voluntad de los servicios auxiliares de laboratorio y Rayos X, sin olvidar la extraordinaria ayuda del Banco de Sangre.

A pesar de la importancia de todos estos recursos, la clave del éxito es la ejecución de una cirugía correcta y rápida. Por desgracia, algunas personas no tienen la capacidad de ejercer la cirugía, así como otros no tienen "oído" musical o son incapaces de dominar las matemáticas. En este sentido, la labor profesoral debe ser de orientación, de impedir que haya fracasos y que se malogren profesionales por aspirar a desarrollar labores que están fuera de sus capacidades. Si estas personas insisten en ejecutar intervenciones y en culpar a los demás de sus fracasos, es inevitable que causen graves problemas en los servicios especializados y hasta la desaparición de los mismos.

No es posible dejar de mencionar la importancia de la disponibilidad de recursos extraordinarios para los hospitales donde se ejecute este tipo de tratamientos, un gasto donde no es posible economizar porque la vida de los pacientes depende la calidad de los equipos. Todos sabemos los altibajos en los presupuestos de los institutos gubernamentales y el Hospital Universitario de Caracas no ha sido una excepción. El cambio de autoridades superiores trae consigo también el de ideas y objetivos y no es nada raro que un proyecto de primera importancia se detenga porque el ministro o director de turno piensen en forma diferente. Otras veces se llega al extremo opuesto y se diseñan instituciones de enorme costo inicial y de difícil mantenimiento, con pocas ventajas para la salud pública y con perjuicio para los presupuestos de las acciones médicas útiles y bien establecidas.Esta es una de las tragedias de los países que conceden exagerada importancia al Poder Ejecutivo, cuyos integrantes se creen con derecho a opinar e intervenir –sin consultar con nadie– en todas las esferas del conocimiento.

El análisis de este conjunto de imperfecciones de nuestro medio –tan conocido y lamentado– debe hacernos tolerantes y unidos para lograr las mejoras que harán de nuestros hospitales los centros eficientes de asistencia, docencia e investigación a que aspira el gremio médico venezolano. Pero si, al contrario, con actitudes extemporáneas y motivaciones muchas veces alejadas de la realidad científica, se intenta desacreditar lo que ya hemos logrado, lo único que se obtendrá será la pérdida de la fe y de la confianza que nos puedan tener las autoridades y los posibles benefactores que, una vez convencidas de nuestra incapacidad, nos negarán la ayuda que tanto necesitamos para llevar a feliz término proyectos cada vez más ambiciosos que proporcionen beneficios a nuestros pacientes y avances sólidos para la ciencia médica nacional.

Caracas, diciembre de 1977

Glosario

Aneurisma.- Bolsa formada por las paredes de una arteria o vena y llena de sangre circulante.

Aneurisma disecante.- Aneurisma en que la presión de la sangre separa las tres túnicas de la arteria.

Aorta.- Arteria principal de todo el cuerpo, que nace del ventrículo izquierdo y da origen a todas las arterias de la circulación mayor.

Aorta abdominal.- La porción de la aorta situada en el abdomen, por debajo del diafragma.

Aorta torácica.- La porción de la aorta situada dentro del tórax. Comprende el arco aórtico, parte central o proximal del gran vaso, que se extiende desde el corazón y que consta de una parte ascendente, una transversal y otra descendente hasta el diafragma.

Aorta toracoabdominal.- Sección de la aorta de donde salen las arterias mesentéricas, el tronco celíaco y las renales.

Aortografía.- Radiografía de la aorta después de haber inyectado un líquido de contraste.

Arritmia.- Alteración del ritmo normal de los latidos del corazón.

Arteria.- Vasos elásticos que llevan la sangre oxigenada (excepto las arterias pulmonares) desde el corazón a todas las partes del cuerpo.

A. Carótidas.- Las que irrigan los hemisferios cerebrales.

A. Coronarias.- Las que nutren el músculo cardíaco. (Tronco de la coronaria izquierda, coronaria derecha, descendente anterior y circunfleja).

A. Humerales.- Las ramas de la arterias subclavias, que nutren los miembros superiores.

A. Ilíacas.- Las ramas finales de la aorta que nutren los miembros inferiores.

A. Mesentéricas.- Las que irrigan al intestino delgado y al intestino grueso (colon).

A. Subclavias.- Ramas de la aorta y del tronco braquicefálico que se continúan con las a. humerales.

A. Tronco celíaco.- Primera rama de la aorta abdominal que da origen a las arterias gástrica izquierda, hepática y esplénica.

Arteriovenoso.- Aneurisma que se comunica con una vena por medio de un orificio anormal.

Arterioesclerosis.- Endurecimiento de las paredes de las arterias por acumulación de calcio, colesterol,etc.

Ateroma.- Lesión crónica de las arterias caracterizada por la formación de depósitos lipídicos en la túnica íntima.

Aurículas.- Las dos cavidades (derecha e izquierda) que forman la parte superior del corazón.

Cardiopatía.- Enfermedad del corazón.

Ciclosporina.- Fármaco inmunosupresor usado para evitar el rechazo en los trasplantes de órganos. Es un péptido producido por el hongo Tolypocladium inflatum.

Circulación extracorpórea.- La circulación completa de la sangre por fuera del organismo con el auxilio de bombas.

Cirugía "a corazón abierto".- Procedimiento quirúrgico donde es imprescindible abrir el corazón para tratar lesiones o defectos.

Coartación.- Estrechez de la aorta de origen congénito, generalmente en la parte torácica.

Congénito.- Defectos o enfermedades de nacimiento.

Corazón artificial.- Bomba aspirante-impelente capaz de mantener un flujo sanguíneo adecuado sin destrucción de los elementos que forman la sangre.

Coronariografía.- Radiografía de las arterias coronarias después de haber inyectado un líquido de contraste.

Dacron.- Politereftalato de etileno (PET)

Diafragma.- Tejido músculo -tendinoso que separa la cavidad torácica de la abdominal.

Ductus arterioso.- Comunicación entre la arteria aorta y la arteria pulmonar, normal duante el embarazo, pero que debe cerrarse después del parto.

Embolia.- Coágulo sanguíneo que se desplaza desde el sitio donde se formó hacia otro lugar del cuerpo.También puede ser de origen gaseoso.

Esternón.- Hueso largo y plano situado en la parte anterior del tórax, donde se insertan las costillas.

Falso aneurisma.- Conjunto de coágulos formado sobre la herida de una arteria, que simula un aneurisma.

Hemiplejia.- Parálisis de la mitad contralateral del cuerpo en caso de una lesión cerebral.

Infarto del miocardio.- Muerte de un sector de las células del músculo del corazón por obstrucción de la circulación coronaria.

Injerto, "puente", *"by pass"*.- Sección de una vena o de una arteria que se inserta dentro de un sector del ábol circulatorio para tratar una obstrucción.

Mamarias internas.- Arterias de pequeño calibre (unos tres mms.) situadas a ambos lados del esternón. Se usan como injerto de preferencia en la cirugía de las arterias coronarias.

Nylon.- Polímero sintético (Polyamida)

Omoplato.- (Escápula). Hueso grande,triangular ,plano, situado en la parte dorso lateral del tórax, en ambos lados, desde la segunda a la séptima costilla.

Pericardio.- Bolsa membranosa que cubre al corazón.

Peritoneo.- Membrana que envuelve la mayor parte de los órganos del abdomen.

Prótesis.- Parte artificial que reemplaza a una sección u órgano del cuerpo, hecha de metal o material plástico. Para el reemplazo arterial se usan tubos plásticos, de dacron y teflon, de diversas longitudes y díametros.

Pulmón artificial. (Oxigenador). Aparato de material plástico o de metal capaz de oxigenar la sangre del paciente durante una circulación extracorpórea.

Rechazo.- Proceso en el cual el sistema inmunitario del receptor de un trasplante ataca al órgano o tejido trasplantado.

Safena.- Vena larga y superficial de los miembros inferiores que comienza en la parte inferior de la pierna y termina en la región inguinal. Su anatomía es muy favorable para hacer injertos arteriales.

Sífilis.- Enfermedad crónica de origen sexual, producida por el Treponema pallidum.

Simpáticos (nervios).- Conjunto de nervios de un sistema autónomo que regula el funcionamiento visceral.

Stent.- (Inglés). Cánula en forma cilíndrica o tubular que se usa dentro de las arterias, en especial las coronarias, para tratar su obstruccion.

Teflon.- Fluoropolímero. Tetrafluoretileno. (PTFE)

Tejido conjuntivo.- Es un conjunto heterogéneo de tejidos orgánicos que comparten un origen común a partir del mesénquima embrionario. Tienen como función primordial el sostén e integración sistémica del organismo.

Tetralogía de Fallot.- (Enfermedad azul). Defecto congénito del corazón que se caracteriza por tener cuatro lesiones: obstrucción pulmonar valvular o infundibular; defecto interventricular; hipertrofia de la musculatura del ventrículo D. y dextroposición de la aorta.

Trombo.- Coágulo sanguíneo que se forma en un vaso, se adhiere a la capa íntima y permanece fijo.

Válvulas cardíacas.- Estructuras formadas por unas membranas finas que regulan el cierre y apertura correctos de las aurículas y los ventrículos.

V. aórtica.- Se encuentra a la salida del ventrículo izquierdo y está formada por tres valvas.

V. mitral.- Está situada entre la aurícula y el ventrículo izquierdos. Está formada por dos valvas.

V. tricúspide.- Está situada entre la aurícula y el ventrículo derechos. Está formada por tres valvas.

Ventrículo derecho.- Una de las cuatro cavidades del corazón. Recibe la sangre de la aurícula derecha y la expulsa hacia los pulmones, por la arteria pulmonar.

Ventrículo izquierdo.- La cavidad más importante del corazón. Recibe la sangre oxigenada por las venas pulmonares y la envía hacia todo el organismo.

VAD. (Ventricular Assist Device).- Anglicismo que se usa para designar una bomba especial que ayuda la función del ventrículo izquierdo cuando el enfermo padece de una insuficiencia cardíaca terminal.

Earth edition

www.EarthEdition.org

Made in the USA
Monee, IL
18 October 2026

66039202R00100